朱丽萍 李 力 主编

健康孕育新生命

100 问

人民卫生出版社
·北 京·

图书在版编目（CIP）数据

健康孕育新生命 100 问 / 朱丽萍，李力主编. — 北京：人民卫生出版社，2021.6（2021.9 重印）

ISBN 978-7-117-31619-4

Ⅰ.①健… Ⅱ.①朱… ②李… Ⅲ.①妊娠期－妇幼保健－问题解答 Ⅳ.①R715.3-44

中国版本图书馆 CIP 数据核字（2021）第 090349 号

人卫智网	www.ipmph.com	医学教育、学术、考试、健康，购书智慧智能综合服务平台
人卫官网	www.pmph.com	人卫官方资讯发布平台

健康孕育新生命 100 问

Jiankang Yunyu Xinshengming 100 Wen

主　　编：朱丽萍　李　力
出版发行：人民卫生出版社（中继线 010-59780011）
地　　址：北京市朝阳区潘家园南里 19 号
邮　　编：100021
E - mail：pmph @ pmph.com
购书热线：010-59787592　010-59787584　010-65264830
印　　刷：三河市潮河印业有限公司
经　　销：新华书店
开　　本：889×1194　1/32　印张：8
字　　数：166 千字
版　　次：2021 年 6 月第 1 版
印　　次：2021 年 9 月第 2 次印刷
标准书号：ISBN 978-7-117-31619-4
定　　价：35.00 元

打击盗版举报电话：010-59787491　E-mail：WQ @ pmph.com
质量问题联系电话：010-59787234　E-mail：zhiliang @ pmph.com

编委会名单

主　编　朱丽萍　上海市妇幼保健中心

　　　　　李　力　中国人民解放军陆军特色医学中心

　　　　　　　　　（原陆军军医大学第三附属医院）

副主编　王　和　四川大学华西第二医院产前诊断中心

　　　　　毛红芳　上海市嘉定区妇幼保健院

　　　　　花　静　上海市第一妇婴保健院

编　委（按姓氏笔画排序）

　　　　　尹　娜　中国人民解放军陆军特色医学中心

　　　　　　　　　（原陆军军医大学第三附属医院）

　　　　　叶伟萍　上海市普陀区妇婴保健院

　　　　　朱大伟　中国人民解放军陆军特色医学中心

　　　　　　　　　（原陆军军医大学第三附属医院）

　　　　　许厚琴　上海市妇幼保健中心

　　　　　杜　莉　上海市妇幼保健中心

　　　　　李文先　上海市妇幼保健中心

序言

　　儿童是祖国的未来，儿童健康是全民健康的基础。而出生缺陷和残疾却已成为影响中国出生人口素质和儿童健康的凸显问题。"健康中国"作为国家发展战略，需要防控疾病、提高人口素质和建立健康的生活方式。而帮助每一个家庭孕育健康的孩子，则是我们正努力去做的事。"抓源头，健康孩"打造上海优质品牌，2017年6月上海市妇幼保健中心正式挂牌"上海市'健康孩'协同创新中心"，秉持"健康孩"的发展理念，努力控制威胁儿童健康的出生缺陷，促进儿童健康成长为根本宗旨，努力提高群体的优生优育水平和出生人口素质。为此，上海市妇幼保健中心"健康孩"协同创新中心自成立以来，积极开展以遗传咨询，遗传检测，加强出生缺陷三级预防为重点的全方位、整链条的出生缺陷防控服务体系，同时还在积极搭建具有上海特色，前瞻性、引领性、示范性、科学性的健康教育科普平台，通过运用各种形式的宣传方式，对包括孕前期、孕产期以及婴幼儿期的相关人群开展出生缺陷科普知识宣传，传播"健康孩"理念，提高公众对出生缺陷防控相关知识的知晓度。

出生缺陷是诸多疾病的"核心"杀手，防治出生缺陷任重道远。人类对"生命"的渴望才是社会进步的原动力，决定生命能否长寿（健康）的重要因素是基因。只有在源头预测疾病的发病风险，在没有或有轻微症状时提前诊断，才可以获得更大的健康保障。"个性治疗、提高疗效、减少不良反应"是人类在生死搏斗中需要感悟的契机。朱丽萍教授及其团队编写的《健康孕育新生命100问》一书，正是围绕"控制出生缺陷、促进健康发展"两个维度，关口前移，从优生优育与遗传性疾病，到婚前、孕前、孕期、产后各阶段的保健，乃至相关的健康知识，深入浅出地为基层医生和老百姓进行科普教育和知识传播，这是一件非常有意义的事。这本书适合所有准备孕育的家庭、已经怀孕的准妈妈，以及相关专业的医学生、全科医生、基层妇幼保健医务人员学习使用。

未来，我希望能不断拓展和延伸"健康孩"内涵，切实降低出生缺陷的发生风险，提高出生人口素质，不断提升人民群众健康获得感，真正推动国孩健康，完成健康中国2030的目标，为实现中国梦助力前行。

中国科学院院士

遗传生物学家

2021年4月

前　言

　　孩子是祖国的未来，健康儿童是健康中国的基石，儿童强则中国强。孕育和养育健康的孩子是每一个家庭共同的愿望，也是家庭幸福、社会和谐的重要保障。《"健康中国2030"规划纲要》布局了实现从胎儿到生命终点的全程健康服务和健康保障。

　　然而，我国出生缺陷发生率约为5%，每年新增出生缺陷儿约90万例，随着二孩政策的全面实施，高龄产妇逐年增多，出生缺陷风险升高，带来的婴幼儿死亡和先天残疾发生，不仅严重影响儿童的生命健康和生活质量，而且影响人口健康素质。

　　为贯彻落实健康中国、健康上海战略目标，控制出生缺陷和促进儿童健康成长，上海市妇幼保健中心首席顾问，中国遗传生物学家，中国科学院院士，上海交通大学Bio-X研究院院长，中国遗传学会遗传咨询分会主任委员贺林院士创造性地提出了"健康孩"的理念，旨在引发全社会关注生命起点出生的质量，此为从源头上孕育"健康孩"的关键所在。为了启动全民孕育"健康孩",在贺林院士的领衔指导下,2016年上海市妇幼保健中心挂牌组建了"出生缺陷防控研究所",次年上海市卫生健康委员会批准上海市妇幼保健中心成立"上海市'健康孩'协同创新中心",中心围绕着"控制出生缺陷、促进健康发展"两大主线,探索全方位整链式出生缺陷防治新模式,促进出生缺陷领域技术创新和适宜技术的推广;通过吸引国内外优质资源,搭建多学科交叉的协同创新平台,探索建立儿童早期发展服务体系和工作模式,全方位整链条打造"健康孩"示范服务系统,推动国孩健康。

为了让更多的家庭能够了解有关健康孕育的知识,守好出生健康第一站,上海市妇幼保健中心组织了一批出生缺陷防控领域的权威专家组成编写团队,编写这本《健康孕育新生命100问》,从健康孕育的全过程出发,内容覆盖婚前、孕前、孕期、分娩期、产后以及儿童等不同阶段,针对老百姓最关心、最需要、最缺乏、最困惑的100个常见问题,结合目前最前沿的科普知识、关键的核心技术,以及国家的一些相关的政策、惠民项目传播给老百姓。尤其值得一提的是,此书中还加入了在我国尚属起步阶段的遗传咨询和基因检测方面的科普内容,通过生动通俗的语言,把一些晦涩难懂的相关医学知识进行解释,适合新婚、备孕、孕产期妇女,同时也适合医学生、全科医生、基层妇幼保健医务人员阅读使用。

编写团队充分关注和满足受众需求,使本书体现出贴近生活、接地气的风格和特点,权威科学的内容更加生动有趣,简单易懂。从出生缺陷源头抓起，进行综合干预，旨在通过科普的形式，更大范围传播健康中国的理念，普及"健康孩"的相关知识，提高公众对围产期保健的重视，对出生缺陷相关知识的知晓度，真正让每个老百姓、每个家庭获益，希望您需要了解的知识能在这里找到答案。

朱丽萍

2021 年 1 月

第一篇
优生优育与遗传性疾病

第二篇
婚前检查与孕前筛查篇

第三篇
孕期检查篇

第四篇
产后筛查篇

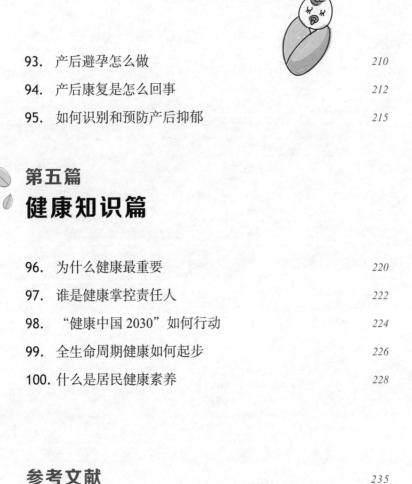

第五篇
健康知识篇

第一篇

优生优育与
遗传性疾病

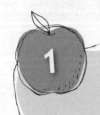

1 出生缺陷知多少

　　出生缺陷，又称先天性异常，是孩子出生前（在妈妈肚子里）就有的智力、身体部位（即器官、四肢、身体的各处组成部分）、功能或代谢、精神状况、行为等方面的所有异常。

　　出生缺陷是导致早期胚胎发育停止、流产、死胎（胎儿子宫内死亡）、围产儿死亡（胎儿出生时和出生后死亡）、婴幼儿死亡和先天残疾的主要原因，出生缺陷的孩子通常生活不能自理，无法像正常孩子一样生活，学习跟不上进度，无法接受正常的教育，家庭也需要投入巨大的人力和物力来照顾和护理孩子，不仅如此，还有部分孩子会早年夭折，影响家庭幸福和谐，增加家庭和社会的经济负担，造成巨大的潜在寿命损害和社会压力，影响国民整体素质。

拓 | 展 | 知 | 识

出生缺陷已成为影响人口素质和大众健康水平的公共卫生问题，如不及时采取适当的干预措施，出生缺陷将严重制约我国婴儿死亡率的进一步下降和人均期望寿命的提高。

《中国出生缺陷防治报告（2012）》报告指出，我国是出生缺陷高发国家，根据世界卫生组织（World Health Organization，WHO）估计，我国出生缺陷发生率与世界中等收入国家的平均水平接近，约为 5.6%，每年新增出生缺陷数约 90 万例，其中出生时临床明显可见的出生缺陷约有 25 万例。报告显示，出生缺陷不但是造成儿童残疾的重要原因，也日渐成为儿童死亡的主要原因，在全国婴儿死因中的构成比顺位由 2000 年的第 4 位上升至 2011 年的第 2 位，达到 19.1%。同时，出生缺陷还加重了因治疗、残疾或死亡导致的疾病负担，严重影响儿童的生命和生活质量，给家庭带来沉重的精神和经济负担，也是我国人口潜在寿命损失的重要原因。由此可见，若不及时采取针对性的干预措施，我国未来的人口前景堪忧。防控出生缺陷是每对夫妇共同愿望，生育健康的宝宝也是每个家庭和社会的共同责任，"健康中国 2030 规划纲要"中也把加强出生缺陷综合防治列入提高妇幼健康水平的重要举措。

2

为什么要进行
出生缺陷监测

出生缺陷监测是收集出生缺陷资料，为开展出生缺陷预防的一项基础工作。通过收集、分析资料，确定出生缺陷种类、影响因素、集散地等，使政府和医学界了解和掌握出生缺陷的发病特点和流行趋势、高发的区域，从而采取有效措施，降低出生缺陷发生率。国际出生缺陷监测情报交换所在提供出生缺陷信息、减少出生缺陷方面发挥了重要作用。早年国外"反应停"事件和1982年法国中东部出生缺陷监测网发现孕妇早期服用丙戊酸盐（抗癫痫药）与胎儿脊柱裂的发生有关，迅速上报交换所。交换所快速要求各成员对这一发现进行分析，来自其他大多数监测网的信息证实了这一事实，随后各国加强了对该药致畸性的宣传。因此系统、集中监测出生缺陷，利用科学、合理的监测手段对出生缺陷进行长期、持续的动态观察，有助于及时获悉出生缺陷的发病率和疾病顺位的变化趋势，分析原因，为制定出生缺陷防控策略提供科学依据。40多年来，国际出生缺陷监测工作有了很大发展。出生缺陷监测的功能也由最初的单一监测功能发展为多种功能，用于评价出生缺陷对围产儿死亡率的影响及影响程度；用于评估出生缺陷干预的效果；用于研究出生缺陷带来的社会负担和其他医学科学研究等。每个家庭有义务参与出生缺陷的监测工作，为出生缺陷防控提供支撑。

✐ 拓 ｜ 展 ｜ 知 ｜ 识

我国出生缺陷监测从 1986 年起，一直采用以医院为基础的监测方法，监测对象为住院分娩的围产儿。1986 年 10 月至 1987 年 9 月，在卫生部领导下，由华西医科大学（现四川大学华西医学中心）牵头在全国 29 个省（市、区）945 所医院针对围产儿进行出生缺陷监测，基本摸清我国出生缺陷种类、顺位和分布，编制《中国出生缺陷地图集》，这是我国首次获得国家出生缺陷数据。但由于各地住院分娩率差异较大，所获得的监测结果具有一定的局限性。以人群为基础的出生缺陷监测，可以比较全面地了解某地区出生缺陷的发生状况。2003 年在天津市城区等 5 个地区实施了出生缺陷人群监测试点项目。2006 年，卫生部妇幼保健与社区卫生司决定，在全国 30 个省、自治区、直辖市选择 64 个县 / 区开展人群出生缺陷监测。人群为基础的出生缺陷监测，可克服医院监测的局限性，比较全面地了解某地区出生缺陷的发生状况，这是 WHO 推荐的监测方法，国际出生缺陷监测中心多数成员国家如美国、加拿大、匈牙利等均采用人群监测，但耗费更多的人力、财力和物力。目前，出生缺陷监测已成为基础性研究，同公共卫生干预、效果评价、临床诊治、经济负担等多个领域合作。截至目前，全球有 42 个国家或地区成为信息交换所的成员。中国的出生缺陷监测起步比较晚。1981 年，北京医科大学与美国疾病预防控制中心合作，在北京顺义县（现顺义区）建立试点；1984 年，我国卫生部批准在北京医科大学建立"出生缺陷监测中心"，并开始多省监测。1985 年，位于四川的华西医科大学被国际出生缺陷监测情报交换所接纳为正式成员。

3 我国出生缺陷综合防治方案的总体要求有哪些

　　我国为出生缺陷发生的大国之一，2018年8月国家卫生健康委员会颁布了《关于印发全国出生缺陷综合防治方案的通知》，明确指出出生缺陷防治的基本原则是坚持政府主导，将出生缺陷防治融入所有健康政策，促进公平可及、人人享有；坚持防治结合，健全预防、筛查、诊断、治疗、康复全程服务；坚持精准施策，聚焦严重多发出生缺陷病种，完善防治措施；坚持统筹协调，动员社会参与，增强工作合力。

　　出生缺陷综合防治方案关乎每个家庭，每一对准备孕育孩子的夫妇，都应主动参与婚前检查、孕前检查、孕期筛查，从而降低分娩出生缺陷儿的风险，这不仅有益于家庭，更利国、利民。

✎ 拓｜展｜知｜识

出生缺陷综合防治总目标是构建覆盖城乡居民，涵盖婚前、孕前、孕期、新生儿和儿童各阶段的出生缺陷防治体系，为群众提供公平可及、优质高效的出生缺陷综合防治服务，预防和减少出生缺陷，提高出生人口素质和儿童健康水平。

具体目标为到 2022 年，出生缺陷防治知识知晓率达到 80%，婚前医学检查率达到 65%，孕前优生健康检查率达到 80%，产前筛查率达到 70%；新生儿遗传代谢性疾病筛查率达到 98%，新生儿听力筛查率达到 90%，确诊病例治疗率达到 80%。先天性心脏病、唐氏综合征、耳聋、神经管缺陷、地中海贫血等严重出生缺陷得到有效控制。

出生缺陷严重危害儿童生存和生活质量，对家庭影响很大。在习近平总书记引领下，党的十九大作出了实施健康中国战略的重大决策和部署，为积极应对出生缺陷的防控，必须关口前移，采取有效干预措施，按照"健康中国行动（2019—2030 年）"的总体目标，也给出了降低出生缺陷的政府工作指标，如下表所示。倡导主动学习掌握出生缺陷防治，普及和学习掌握出生缺陷防治知识有益于有效降低出生缺陷的发生概率；提高对出生缺陷的认识，通过婚前检查、产前筛查、孕期检查、新生儿筛查，早期发现，实施干预，降低致残率。

降低出生缺陷的政府工作指标 /%

指标	基期水平	2022 年目标值	2030 年目标值	指标性质
产前筛查率	61.1	≥ 70	≥ 80	预期性
新生儿遗传代谢性疾病筛查率	97.5	≥ 98		预期性
新生儿听力筛查率		≥ 90		预期性

哪些原因会导致
出生缺陷儿的出生

导致出生缺陷的原因比较复杂，可能是遗传因素、环境因素，也可由这两种因素交互作用或其他多种因素共同作用导致，还有一些原因尚未明确。所以夫妇双方在备孕前就要重视，尽量避免可能导致出生缺陷的外界因素。

常见的原因包括以下 4 个因素。

（1）遗传因素：父母任何一方有遗传病或染色体病者都可能影响到胎儿。常见如血友病、红绿色盲、地中海贫血等。

（2）环境因素：接触各种化学污染物、致畸类药物，暴露于射线、高温高噪音等环境中。

（3）母亲因素：病毒、细菌及寄生虫感染；不良生活习惯如吸烟（包括二手烟）、嗜酒、吸毒等；自身疾病如患有糖尿病、甲状腺功能亢进症（简称甲亢）等。

（4）营养因素：营养过剩、暴饮暴食导致肥胖，营养缺乏、挑食导致营养素摄入不足。

✎ 拓 | 展 | 知 | 识

目前，比较清楚的出生缺陷主要由人体的染色体畸变和异常（数目的多少、本身结构的变化、组合的改变等）、遗传代谢性疾病、基因突变等家族遗传或环境（污染、局域变化）、生物（病毒的入侵）、化学（孕育时的环境）与物理（冷、热、光、放射线等）、药物因素（尤其在孕育早期以及怀孕期间）、其他不良嗜好等引起，当然也有几种因素交互作用的结果。虽然科学发展加快，但是还有一些目前不明原因的情况，如先天性心脏病、四肢发育异常（断掌、多指等）、脏器缺损等先天结构畸形、功能异常（除外已知基因的盲、聋、脑瘫、智力障碍）等。

5

什么是出生缺陷三级预防

三级预防是通过对备孕、孕前、孕期、产时、产后以及新生儿期的关注，早发现、早干预、早诊断、早治疗，达到尽早终止严重出生后缺陷，尽早发现可以干预的出生缺陷，减少残疾的发生。

（1）一级预防：是最基础、最重要的出生缺陷防控措施。从孕前及孕早期阶段进行预防和控制，通过健康教育，每对希望生育的夫妻选择最佳生育年龄，到医院或者社区做怀孕前的咨询（属于孕前保健），制定合理营养计划，避免接触放射性和有毒有害物质，预防感染，谨慎用药，戒烟、戒酒、戒毒等，减少出生缺陷的发生。提倡适龄人群主动接受婚前医学检查和孕前优生健康检查，普及防治知识。

意义：在婚前、孕前、怀孕早期做好自我保健，旨在减少危险因素，降低出生缺陷率，一级预防的重点在积极开展婚前、孕期保健，减少出生缺陷发生。

（2）二级预防：是通过孕期超声检查，或通过采集母亲及胎儿样本进行产前筛查和产前诊断，识别胎儿的严重先天缺陷，国家规定有6种致死性畸形必须筛查出来，早期发现、早期干预，减少缺陷儿的出生。广泛开展产前筛查，规范应用无创高通量基因测序等新技术，怀孕妇女在孕 11 ~ 13 周进行 NT 检查，21 周前做产前血清学筛查，孕 20 ~ 24 周进行超声大畸形筛查，对高龄、高风险孕妇要指导其及时到有资质的医疗机构接受产前诊断服务，对确诊的严重出生缺陷病例，及时给予医学指导和建议，避免严重出生缺陷患儿的出生。

意义：在孕期，进行产前筛查、产前诊断、宫内治疗等，减少严重缺陷儿出生，二级预防重点在于积极开展产前筛查和产前诊断，杜绝严重出生缺陷患儿的出生。

（3）三级预防：是针对新生儿疾病的早期筛查、早期诊断、及时治疗。需要全面开展新生儿疾病筛查，逐步扩大筛查病种，提高确诊病例治疗率，促进早发现、早治疗，减少残疾及其影响。

意义：新生儿出生后，使出生缺陷得到治疗和控制，三级预防重点在于早发现、早治疗，减少先天残疾。

拓 | 展 | 知 | 识

1997 年，我国政府采纳科学家的建议，决定制定国家重点基础研究发展规划，开展面向国家重大需求的重点基础研究。《国家重点基础研究发展规划》（973 计划），在人口与健康领域，针对严重危害人民健康的重大疾病的发生与防治的基础研究进行了重点部署，在众多疾病中涵盖了出生缺陷等。在

2000年中共中央、国务院《关于加强人口与计划生育工作稳定低生育水平的决定》中就提出了要提高出生人口素质。出生缺陷预防工作重点要实施三级预防综合干预，强调出生缺陷预防的重点在于孕前和孕期干预（一级、二级预防），重点地域在中西部和贫困地区，干预的种类上则以高危（致残、致畸、致愚）、高发并且能够经济有效地干预的出生缺陷为重点。《中国妇幼健康事业发展报告（2019）》也进一步明确了普及母婴保健基本知识和技能，提高我国孕产妇健康素养和出生人口素质，全面推广开展一、二、三级预防，落实包括提高婚检率、孕前优生检查、孕早期增补叶酸的宣教，积极普及推进产前筛查、做好产前诊断、预防和控制缺陷儿的出生，对有出生缺陷的新生儿进行早期筛查、早治疗、早康复，达到提高出生缺陷儿生活质量的目标。

同时要求临床医疗、科研、教学等专业机构，积极参与健康促进行动及出生缺陷的防治工程，应当向全社会科学普及出生缺陷预防方法，普及母婴保健健康知识，积极提倡婚前和孕前优生检查，做好产前筛查和产前诊断，预防和控制缺陷儿的出生。

WHO提出的出生缺陷干预"三级预防"策略与我国的方针严密契合。国家高度重视出生缺陷防治工作，大力推广和实施三级预防措施。近十年来，预防出生缺陷工作的大力开展，在提高出生人口素质和儿童健康水平方面起到了积极的作用，使出生缺陷导致的儿童死亡有所下降。出生缺陷干预是一项综合预防工程，需要人口和妇幼卫生工作者与社区、家庭和育龄夫妇的良好合作。出生缺陷综合防治策略必须坚持，将出生缺陷防治措施与常规妇女保健，孕产妇、新生儿和儿童保健及干预项目有机地整合起来，整个社会、每个家庭和医务工作者有义不容辞的责任。

6种致死性畸形：①单腔心；②无脑儿；③严重胸腹壁缺损及内脏外翻；④致死性软骨发育不良；⑤严重开放型脊柱裂；⑥严重脑膨出。

目前我国法定新生儿筛查疾病包括遗传代谢病筛查、听力筛查、早产儿视网膜病的筛查。遗传代谢病筛查疾病以苯丙酮尿症和先天性甲状腺功能减低症为主，某些地区根据疾病的发生率增加葡萄糖-6-磷酸脱氢酶缺乏症、先天性肾上腺皮质增生症等遗传代谢病的筛查。新生儿听力筛查技术是可以实现听力障碍早期发现、早期诊断和早期干预的有效途径。

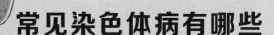

6 常见染色体病有哪些

染色体是生物遗传物质的载体。不同物种染色体的数目是不同的，比如大猩猩染色体是 24 对，鸡染色体是 35 对。人类有 23 对染色体，其中决定男女性别的一对染色体我们称之为"性染色体"，其他 22 对染色体为"常染色体"。

染色体病是由于各种原因引起的染色体数目或结构异常导致的疾病。据染色体改变性质的不同，染色体病可以分为染色体数目异常和染色体结构畸变；根据改变所涉及染色体的类别不同，又可分为常染色体病和性染色体病。常见的染色体数目异常如唐氏综合征（21 三体综合征）、克兰费尔特综合征（XXY 综合征）等；染色体结构异常是指染色体部分结构缺失、重复、易位、倒位、插入、环状等，如猫叫综合征等。

✎ 拓|展|知|识

罗伯逊易位（robertsonian translocation），又称着丝粒融合，是常见的人染色体异常，新生儿中发生率约为 1/1 000。当两条近端着丝粒染色体发生断裂后，二者长臂在着丝粒处结合在一起而构成的一条衍生染色体，两短臂构成的小染色体极易丢失。由于长臂构成的染色体几乎包含了两条染色体的全部基因，因此虽然罗伯逊易位携带者缺少了一条染色体，只有 45 条染色体，但表型一般正常。

罗伯逊易位分为同源和非同源染色体易位。同源罗伯逊易位无法生出正常的后代，形成的胚胎为单体或三体。非同源罗伯逊易位患者只有 1/3 的胚胎染色体正常或是携带者，2/3 的胚胎会流产或以畸形儿出生。如怀疑为非同源罗伯逊易位，可采用胚胎植入前遗传学诊断进行检测。

7

出现哪些表现需要
警惕染色体病

人类的每条染色体都可能产生异常，常见的临床症状包括以下几种。

（1）生长发育迟缓：几乎所有的染色体病患者均表现为生长迟缓，身材矮小。

（2）智力发育不全：几乎所有染色体畸变患者都有不同程度的智力发育障碍，这是染色体病重要的表现特征。

（3）伴有多发性先天性畸形：染色体疾病多伴有五官、四肢、皮纹、内脏等方面的多发畸形，在性染色体异常的个体中，还常见生长和性发育异常，如性发育不全、两性畸形或原发性生育能力低下等。

通常，有染色体异常的胚胎和胎儿，往往容易发生流产和胎死宫内的情况，出现流产和胎死宫内时需要考虑是否存在染色体病的可能。此外，当出现以下情况时，也应高度怀疑是否有染色体病，需进行染色体核型分析以及遗传咨询，以明确诊断：①怀疑患有染色体病者；②有多种先天性畸形者；③明显生长发育障碍或智力发育障碍者；④性发育异常或不全者；⑤母亲年龄过大、原发性不孕或多次自然流产者。

✐ 拓|展|知|识

染色体病通常分为以下两大类。

（1）常染色体疾病：如21三体综合征，18三体综合征、13三体综合征、5p部分单体综合征等。一般具有较严重的或明显的临床表现，如先天多发畸形、智力障碍、生长发育迟缓等几乎是染色体异常者的共同特征。

（2）性染色体疾病：如特纳综合征、精曲小管发育不全（克氏综合征）等。这类疾病共同的临床特征是性发育不全或两性畸形。特纳综合征是最常见的性染色体疾病，只影响女性，是全部或部分体细胞中一条X染色体完全或部分缺失所致。临床表现为先天性卵巢发育不全，身材矮小、青春期乳房不发育和内外生殖器幼稚、原发性闭经，以及躯体的发育异常，如肘外翻等。

8 先天性疾病和家族性疾病就是遗传病吗

　　不是的，先天性疾病并不一定是遗传病。遗传病具有先天性的特征，但先天性疾病和遗传病的概念不能等同。有些遗传病是出生就能看见的，有些遗传病出生时无表现，要到一定年龄才发病。生而就有的病（先天性疾病），也不一定就是遗传病，如母亲在怀孕期间接触环境有害因素，如农药、有机溶剂、重金属等化学品，或过量暴露在各种射线下，或服用某些药物，或感染某些病菌等，都可能引起胎儿先天异常，但这些都不属于遗传疾病。在遗传病中显性遗传病往往表现出明显的家族性倾向，如多指／趾、多发性结肠息肉、多囊肾、血友病等，但是家族性疾病也不一定都是遗传病。这是因为在同一家族中，由于饮食、居住等环境因素相同，可能导致多个成员患有相同的疾病。例如，一家中多个成员都可以由于饮食中缺少维生素 A 而患夜盲症；因缺碘而发生甲状腺功能低下。所以说，家族性疾病中的许多疾病并不等于遗传病，一概将其归于遗传病范畴是错误的。

🖊 拓|展|知|识

遗传病是指细胞中遗传物质在结构上或功能上发生改变而引起的疾病。遗传病的发生需要一定的遗传物质基础，遵循一定的遗传方式，通过一定的环境条件才能表现出来。此外，遗传病的治疗，目前仍难以根治，故而预防就显得尤为重要。积极开展遗传病群体普查，检出携带者，注重婚前、孕前及生育指导，进行新生儿筛查，可以有效降低遗传病发病率，提高人口素质。

9

染色体疾病
与高龄有关吗

染色体疾病不是高龄专有的，但是，随着孕妇年龄的增加，胎儿罹患染色体病的概率也随之增加，最常见的胎儿染色体病是唐氏综合征。唐氏综合征，又称21三体综合征、先天愚型，是多了一条21号染色体导致的疾病。随着孕妇年龄增加，唐氏综合征发生率也会逐渐增加：20～24岁之间，生育"唐氏儿"发生率为1/1 250，35岁发生率为1/400，40岁发生率为1/106，45岁发生率为1/25，49岁发生率为1/11。

🖊 拓 | 展 | 知 | 识

随着孕妇年龄增加，胎儿染色体疾病发生率增加，可能与卵子形成过程中染色体不分离增加、卵母细胞老化增加、细胞受精分裂过程易畸变等因素有关。

因此，高龄孕妇必须重视孕早期血清学与超声颈项透明层厚度测量的联合筛查、胎儿游离DNA血清学筛查以及羊水穿刺染色体检查。35岁以上以及生育过21三体综合征孩子的妇女应当选择羊水穿刺染色体检查作出诊断。孕妇在备孕及孕期都应坚持补充叶酸，还要定期做好产检以及遗传咨询，及时发现胎儿的异常。

遗传疾病
有性别差异吗

　　某些遗传疾病是有性别差异的，会出现男性患者或女性患者较多的现象，似乎这个疾病特别青睐某个性别。这是由于一些遗传性状或遗传病的基因位于性染色体（X 或 Y 染色体）上，例如血友病、红绿色盲、维生素 D 缺乏性佝偻病等与 X 连锁遗传相关的遗传疾病。Y 连锁遗传病传递规律比较简单，为全男性遗传。

　　（1）男性发病多于女性的遗传疾病：血友病属于 X 连锁隐性遗传，其男性患者多于女性患者；男性患者的双亲若表型正常，则其母亲为携带者；由于交叉遗传，患者的兄弟、姨表兄弟、舅舅、外甥均可能患病；患者的儿子若表型正常，其后代都正常。红绿色盲的遗传方式与血友病相似，也是属于 X 连锁隐性遗传。

　　（2）女性发病多于男性的遗传病：维生素 D 缺乏性佝偻病是一种典型的 X 连锁显性遗传病，女性患者多于男性患者，男性患者的女儿均为患者，儿子全部正常；女性杂合子患者的子女各有 1/2 的发病率，其系谱中常可以看到连续传递现象。

🖊 拓│展│知│识

性连锁指性染色体上的基因控制的某些性状伴随性别而遗传的现象，其遗传方式称性连锁遗传或伴性遗传。在人类，由于男性或女性在性染色体上的构成不同，X染色体上的基因比Y染色体上的多，因此X连锁遗传病较Y连锁遗传病更多见。

常见的性连锁遗传可分为3类。

（1）X连锁显性遗传：如果决定某种疾病的基因位于X染色体上，而且致病基因对其相应的等位基因来说是显性的，这种遗传即为X连锁显性遗传。常见疾病如维生素D缺乏性佝偻病。X连锁显性遗传的谱系特点为：患者双亲中必有一方是患者，若母亲为杂合体患者，父亲正常，子女中将各有一半得病；母亲正常，父亲为患者，则女儿全为患者，儿子均正常，因此这类遗传一般以女性患者较多。

（2）X连锁隐性遗传：如果决定某种疾病的致病基因位于X染色体上，且为隐性基因，称为X连锁隐性遗传。常见疾病如红绿色盲、甲型血友病、Duchenne肌营养不良等。X连锁隐性遗传的谱系特点为：一般多隔代发病，若母亲为杂合子，父亲正常，则其女儿一半为携带者，一半正常，儿子一半正常，一半患病；若父亲为患者，母亲正常，其子女全部不发病，但女儿全是携带者，儿子全部正常，这类遗传一般以男性患者较多。

（3）Y连锁遗传：如果决定某种疾病的基因位于Y染色体，则称之为Y连锁遗传。代表性的疾病为外耳道多毛症。Y连锁遗传的谱系特点为：传递规律比较简单，为全男性遗传，由父亲传儿子、儿子传孙子。

什么是基因病

基因病是由基因突变或基因的表达调控异常而引起的疾病。如果某种疾病是由一种基因异常引起的，称为单基因病，比如血友病、色盲等。许多疾病是由多种基因共同作用引起的，称为多基因病，如肿瘤、高血压、精神疾病等。多基因病发病率相对较高，发病基础复杂，与遗传因素、环境因素以及疾病自身特征有关。

拓 | 展 | 知 | 识

常见的基因病检测技术包括基因组测序、基因芯片、液相芯片、高压液相层析（DHPLC）等。通过基因检测以及遗传咨询可预测某种基因病的发生风险。

12 基因病有哪些特点

　　基因病包括两种类型：单基因遗传病，是由一对同源染色体上单个基因或一对等位基因发生突变所引起的遗传病；多基因遗传病则是受多对微小基因控制并易受环境影响的疾病。其特点为各对等位基因间无显性隐性的区别，每个基因的效应非常微小，很多基因的作用相加起来方可形成明显的致病效应。

　　人类许多疾病不是由一对基因控制的，而是受多对基因控制，同时也受环境因素的影响。多基因遗传病是遗传因素和环境因素共同作用的结果，即遗传因素由每一对基因的累加形成一个明显的作用，决定了一个个体是否易于患病，而环境因素在发病也起到一定的作用。

拓|展|知|识

目前发现的单基因遗传病有 6 500 多种。常见的单基因病包括地中海贫血、苯丙酮尿症、葡萄糖 -6- 磷酸脱氢酶缺乏症（G6PD）、血友病、软骨发育不全、强直性肌营养不良、亨廷顿病、遗传性先天性耳聋等。

常见的多基因遗传病包括心脑血管疾病、代谢性疾病、呼吸消化系统疾病、神经精神系统疾病以及肿瘤。心脑血管疾病，如先天性心脏病、冠心病、原发性高血压、无脑儿、脑瘫等；代谢性疾病，如青少年型糖尿病、苯丙酮尿症、先天性甲状腺功能减低症等；呼吸消化系统疾病，如消化性溃疡、哮喘、先天性巨结肠、先天性幽门狭窄等；神经精神系统疾病，如原发性癫痫、精神分裂症、抑郁症、双相情感障碍等；肿瘤，如原发性肝癌、原发性肺癌、家族性乳腺癌、家族性视网膜母细胞瘤、遗传性非息肉病性结直肠癌等。

基因病可以避免吗

现代医学不能改变已出生人的基因，所以只要致病基因存在，基因病就无法治愈，仅少数几种病可以通过持续地用药来缓解病情，即所谓"表现型治疗"。它只能消除一代人的病痛，而对致病基因本身却丝毫未触及。那些致病基因将一如既往，按照固定规律传递给患者的子孙后代。因此，要根治遗传病，应该从基因水平或染色体水平来纠正已发生的缺陷，这种方法称为基因治疗，但是基因治疗在理论上、技术上目前还存在着极大的困难。

拓 | 展 | 知 | 识

正因为目前对大多数遗传病尚无有效治疗方法，所以遗传病的预防就有特别重要的意义。可以通过以下措施，预防单基因、多基因遗传病的发生。

（1）避免近亲结婚。

（2）选择最佳的生育年龄。

（3）婚前检查是优生的重要措施，如发现遗传方面问题，应尽早进行遗传学检查与遗传咨询。

（4）科学备孕。健康饮食、适当运动、及时补充叶酸与多种微量元素、预防感染、谨慎用药、戒烟戒酒、避免接触放射线和有毒有害物质。

（5）重视产前筛查与产前诊断。所有怀孕母亲应当进行出生缺陷的产前筛查，包括血清学筛查、无创DNA筛查、B型超声检查等。对可能分娩某种遗传病患儿的孕妇，羊水穿刺是目前诊断胎儿遗传病的金标准。如发现异常，应及时进行遗传咨询，及时终止妊娠，以达到优生优育的目的。

（6）早发现，早治疗遗传病。遗传病并非都是在出生时就能表现出来的。某些遗传病，如半乳糖血症，随着年龄增长逐渐出现发音障碍、智力障碍等。因此，如能通过基因检测，在症状出现前就作出诊断、采取相应的预防治疗措施，即可有效控制此类遗传病的发展。

（7）重视遗传咨询与基因检测，最大程度降低出生缺陷发生。

14

什么叫基因突变

基因突变是指有机体基因可遗传的改变，即 DNA 序列的改变，可发生于胚胎细胞或体细胞。发生于胚胎细胞的突变可以遗传给下一代，发生于体细胞的突变通常不会遗传给下一代。影响基因突变的因素包括内因与外因。常见的诱发突变因素包括物理（如 X 线、激光、紫外线、伽马射线等）、化学（如亚硝酸、黄曲霉素等）以及生物因素（某些病毒和细菌等）。因此，减少这些理化、生物因素的刺激是防止基因突变的关键。

✎ 拓 | 展 | 知 | 识

基因突变范围从单个碱基对的改变（点突变）到染色体组水平的改变。如果碱基的改变未引起其编码的氨基酸的改变，就称为同义突变；如果碱基的改变引起其编码的氨基酸的改变，就称为错义突变。尽管一些突变可能是有益的，但多数突变是有害的或中性的。

基因突变可发生在生殖细胞，也可发生在体细胞，后者称为体细胞突变。生殖细胞中的突变基因可通过有性生殖遗传给后代，并存在于子代的每个细胞里，而使后代的遗传性状发生相应改变。体细胞突变则不会传递给子代，但可传递给由突变细胞分裂所形成的各代子细胞，在局部形成突变细胞群，成为病变甚至癌变的基础。

15 哪些人需要基因筛查

基因筛查主要指携带者筛查，即当某种遗传病在某一群体中有高发病率，为了预防该病在该群体中的发生，采用经济实惠、准确可靠的基因检测方法，在群体中筛出表型正常的携带者（包括染色体易位或倒位携带者、常染色体和X连锁隐性疾病基因携带者等），对其进行风险评估和婚育指导。

可进行携带者筛查的疾病应具备下述一项或多项特点：①在人群中，尤其是在特定群体中，该病的发病率较高；②严重影响生命质量；③需要手术或医学干预；④该病可以进行产前诊断；⑤能对确定为携带者群体进行遗传咨询；⑥受检查者自愿参与筛查。

对以下情况不可开展筛查：①成年期发病的疾病；②具有较高等位基因频率、表型外显率较低的变异；③高通量测序并非该疾病的最适宜筛查方式。

需要进行基因筛查的人群包括以下几类。

（1）常染色体隐性遗传病患者的兄妹、其父母的兄妹和其他亲属。如白化病患者的正常兄妹中，有2/3是携带者。

（2）X连锁隐性遗传病男性患儿的母亲、姐妹、姨表姐妹等。如红绿色盲患儿的母亲通常是致病基因的携带者，患儿的姐妹则有 1/2 是携带者。

（3）延迟显性遗传病患者的亲属，有些遗传病要到一定年龄才发病，如家族性结肠息肉症，通常会在 20 岁左右发病，由于容易转变为结肠癌，因此家族中的其他人都应该筛查。

（4）染色体病患儿的父母、兄妹等，如父母之一是染色体平衡易位携带者，患儿的兄妹中会有 25% 是携带者。

✎ 拓 | 展 | 知 | 识

遗传携带者是指携带致病遗传物质，和遗传病患者一样，能把致病遗传物质传给下一代。由于其本身不发病、无临床症状表现，往往没有引起足够的重视，因此，将他们从正常人群中筛查出来意义重大。随着高通量测序技术的发展，携带者筛查已由传统的单一病种逐一检测的方式转变为扩展性携带者筛查，即同时筛查多种疾病，从而使筛查效率更高、成本也更低。目前能筛查的病种有：半乳糖血症、苯丙酮尿症、家族性甲状腺功能低下、泰 - 萨克斯病、囊性纤维化、珠蛋白生成障碍性贫血、葡萄糖 -6- 磷酸脱氢酶缺乏症、血友病、镰状细胞贫血等。

16 常见的罕见病有哪些

罕见病又称"孤儿病"，指发病率低、相对较为少见的一大类疾病。根据 WHO 的定义，罕见病为患病人数占总人口 0.65‰ ~ 1‰ 的疾病。常见罕见病有以下几种。

（1）成骨不全：是一种少见的先天性骨骼发育障碍性疾病，又称脆骨病、瓷娃娃病。主要表现为骨骼脆性增加，以及胶原代谢紊乱。

（2）白化病：患者全身皮肤呈乳白或粉红色，毛发为淡白或淡黄色。患者通常全身皮肤、头发、眉毛及其他体毛发白，或者白里带黄，人们形象地称之为"月亮孩子"。由于缺乏黑色素的保护，患者皮肤对光线高度敏感，眼睛怕光，看东西时爱眯着眼睛。

（3）血友病：是一组遗传性凝血功能障碍的出血性疾病，由凝血因子缺乏所导致，曾经被称为"欧洲皇室病"。

✐ 拓|展|知|识

目前，全球的罕见病患者已超过 2.5 亿，疾病类型多达 7 000 种。2018 年，我国颁布了《第一批罕见病目录》，标志着罕见病在国家层面具备了标准，其中所收录的 121 种罕见病影响了我国约 300 万名患者。由于罕见病常常发生在婴幼儿和儿童期，85% 是由单基因突变引起，且只有 10% 的罕见病有已批准的治疗药物。因此，防控罕见病的关键在于致病基因检测、遗传咨询以及优生优育。目前，在国内部分生殖中心可以进行胚胎植入前诊断和单精子注射来杜绝某些罕见病的发生，以保障生育健康孩子。

17 您知道遗传咨询吗

遗传咨询是由从事医学遗传的专业人员或出生缺陷防控咨询师，与咨询者就其提出的家庭中遗传性疾病的发病原因、遗传方式、诊断、治疗、预防、复发风险等所面临的全部问题进行讨论和商谈，并在权衡对个人、家庭、社会的利弊基础上，给予婚姻、生育、预防、诊断等防治方面的医学建议。

具体内容包括帮助患者及其家庭成员梳理家族史，选择合理的遗传学检测方案，解读遗传检测结果，获得详细的临床表型，分析遗传机制，告知患者可能的预后和治疗方案，评估下一代再发风险并制订生育计划。遗传咨询可以贯穿于婚前、孕前、产前以及产后各阶段，为临床上有效预防和治疗出生缺陷提供不可或缺的支撑。

拓 | 展 | 知 | 识

遗传咨询在预防出生缺陷中起着重要的作用，但由于历史原因，遗传咨询过去没有得到足够的重视，到目前为止，我国遗传咨询机构缺乏，没有专业的遗传咨询师，公众对遗传咨询认知不足，这些都严重制约了我国基因测序等先进技术的应用和普及。

2015 年 2 月 9 日，在上海交通大学 Bio-X 研究院贺林院士的倡议下，成立了中国遗传学会遗传咨询分会（The Chinese Board of Genetic Counseling，CBGC）。旨在推动中国遗传咨询的发展，提高国民健康水平，降低我国的出生缺陷率。

18

哪些人需要做
遗传咨询呢

所有希望生育健康宝宝的育龄夫妇；患有或疑有遗传病的个人及其亲属都可以接受遗传咨询。尤其适用于以下情况者。

（1）夫妇双方中一方患有遗传病者。

（2）有遗传病家族史者。

（3）长期接触不良环境因素的育龄夫妇。

（4）不孕不育或有不明原因的反复流产史。

（5）有死胎死产或曾生育智力低下、多发畸形患儿者。

（6）35 岁及以上的高龄孕妇。

（7）产前筛查结果高风险或发现胎儿结构异常的孕妇。

（8）孕期接触过不良环境或致畸物的孕妇。

（9）胚胎植入前遗传学筛查阳性者。

（10）有罕见病与遗传代谢性疾病患儿者。

（11）其他需要咨询的情况。

✎ 拓 | 展 | 知 | 识

目前还有针对肿瘤和心血管患者的遗传咨询。

（1）肿瘤的遗传咨询：主要针对遗传性和家族性癌症，目的是筛查有患癌风险的患者及其家属，从而提高患者的防癌意识，积极进行癌症的预防和筛查，提高生命质量。

（2）心血管疾病的遗传咨询：主要针对常见遗传性心血管疾病、遗传性心肌病、家族性冠状动脉疾病等，通过家族病史的记录和合适的基因检测，有可能找到致病基因，通过定期检查与服药，调整生活习惯来降低猝死的风险。

19 遗传咨询服务的内容有哪些

　　遗传咨询的服务内容主要包括以下几个方面：明确诊断，判断疾病是否属于遗传病；确定遗传方式，评估疾病的遗传模式和子代再发风险率；帮助提供产前筛查、产前诊断的方法，提供疾病的相关遗传学知识和生育选择咨询的指导，提供个性化治疗或预防再发的措施以及提供心理和社会支持。还可通过随访和扩大家庭咨询来提高预防效果。

　　✎ 拓 | 展 | 知 | 识

　　遗传咨询常分为婚前咨询、孕前咨询、产前咨询和一般遗传咨询。

　　（1）婚前咨询：在婚前医学检查中，通过询问病史、家系调查、家谱分析，再借助全面的医学检查，确诊遗传缺陷，推算影响下一代出生缺陷的风险度，提出对结婚、生育的指导意见，从而减少甚至可以避免遗传病儿的出生。婚前咨询涉及的内容是婚前医学检查发现男女一方或双方，以及家属中有遗传性疾病，回答能否结婚、能否生育等具体问题。

（2）孕前咨询：在孕前医学检查中，检查各种结婚后新发现的疾病，指导在孕前开始补充叶酸，可降低 70% 先天性神经管畸形的发生。通过孕前咨询可以指导如何做好计划妊娠和科学备孕，掌握预防出生缺陷方法。

（3）产前咨询：主要涉及①孕妇高龄对所生胎儿的影响；②夫妇一方或家族成员曾有遗传病儿或先天畸形儿，下一代是否会得病，患病概率有多大；③已生育过患儿，再生育是否仍为患儿；④双方之一有致畸因素接触史，会不会影响胎儿健康。

（4）一般咨询：主要涉及①本人有遗传病家族史，该病是否累及本人或子女；②复发性流产是否有遗传方面的原因，多年不孕的原因及生育指导；③生育过畸形儿是否为遗传性疾病，能否影响下一代；④某些畸形是否与遗传有关；⑤已诊断的遗传病能否治疗、预防等。

20

父母都正常
还需要遗传咨询吗

　　准备结婚生育的年轻夫妇一般认为自己及双方父母都正常，家族的人也都正常，就不需要进行婚前或孕前检查，遗传咨询就更没有必要了，这种想法是错误的。

　　对于所有希望生育健康孩子的夫妇，尤其是 35 岁以上的高龄孕妇；有致畸物质和放射物质接触史的夫妇，如放射线、核素、铅、磷、汞等毒物或化学制剂接触者；以及有复发性流产史或不明原因的死胎史的夫妇，都应该，甚至必须去遗传咨询门诊进行咨询。

拓│展│知│识

在婚前或孕前遗传咨询过程中，通过询问病史、家系调查、家谱分析，再借助全面的医学检查，必要时进行基因检测，多数可以发现存在的遗传缺陷，推算下一代优生的风险度，提出对结婚、生育的具体指导意见，以达到优生优育的目的，科学在不断进展，以后会辐射到更加宽泛的范围。

21 已经生育了一个出生缺陷孩子，还能生育正常宝宝吗

由于多数出生缺陷疾病再生育时仍有再发风险，因此提高再次生育胎儿质量对于我国人口素质的提升及病残儿的家庭幸福非常有意义。

出生缺陷病种繁多，生下来就有的病不一定是遗传病。很多出生缺陷属于先天性疾病，而不一定是遗传病。如孕妇在妊娠早期感冒发热、受病毒感染、用药不当、接触有毒化学试剂、抽烟、嗜酒等都会导致胚胎受累并引起出生缺陷。有些病如多基因病，虽然有遗传因素的作用，但环境因素也可能起了相当大作用。所以如果生育了一个出生缺陷孩子后，一定要到专业机构接受再生育指导和监测。

首先，要进行遗传咨询来了解已出生缺陷儿的遗传学特征，才能对再生育风险进行评估。其次，要做好孕前保健孕期检查、产前以及新生儿筛查，对于一些致死性先天畸形以及危害严重的遗传性疾病，也可以及时发现并进行产前诊断。最后，备孕及孕期还应养成健康的生活方式，如合理膳食，营养适度，运动适量，控制并保持适宜体重，规律作息，放松心情、戒烟、戒酒，避免接触二手烟等。如果能做到以上几

点，就有极大的可能再次生育时生出正常宝宝。

拓｜展｜知｜识

2005 年 9 月 11～14 日，"第二届发展中国家出生缺陷和残疾国际大会"在北京召开。中国政府决定将本次会议正式召开日，即 9 月 12 日定为"中国预防出生缺陷日"。据 2012 年《中国出生缺陷防治报告》显示，中国新生儿出生缺陷发病率为 5.6%。自 2014 年起，每年国家卫生健康委以"预防出生缺陷日"为契机，在全国组织开展预防出生缺陷日的主题宣传活动，普及优生知识、宣传惠民政策，推动出生缺陷三级防治服务和政策有效落实。中央和地方财政加大投入力度，针对孕前、孕期、新生儿等不同阶段，启动实施一系列重大公共卫生服务项目，包括国家免费孕前优生健康检查项目、增补叶酸预防神经管缺陷项目、新生儿疾病筛查项目、地中海贫血防控项目等，数千万个生育家庭从中受益。

22 关于遗传咨询有何新举措

在《"健康中国2030"规划纲要》中，国家非常重视人口质量和素质的提升，我国的步伐跟紧国际速度，有以下举措。

（1）2015年2月，在上海成立中国遗传学会遗传咨询分会（CBGC），特聘贺林院士为首届主任委员。

（2）国家卫生健康委能力建设和继续教育中心联合中国遗传学会遗传咨询分会，开展临床遗传咨询能力专项培训，遗传咨询职业技能资质认证已经正式立项。

（3）中国遗传学会遗传咨询分会与美国遗传咨询机构建立官方合作机制，参考国际上成熟的遗传咨询培训经验，使中国遗传咨询标准与培训体系与国际接轨。

（4）中国遗传学会遗传咨询分会联合医院、科研单位与企业，共同开展"人类单靶标基因组计划"，目前已启动"中国聋病基因组计划""中国双胎基因组计划""中国新生儿基因组计划""中国胚胎基因组计划"以及"中国儿童先天性心脏病基因研究计划"。

（5）2016年中国遗传学会遗传咨询分会与上海市妇幼保健中心联合举办了全球首次大型远程遗传咨询义诊活动。2017

年上海市妇幼保健中心成立"上海市'健康孩'协同创新中心"。此外，上海市妇幼保健中心通过汇集国内外顶尖的遗传咨询专家资源，以门诊和远程医疗相结合的方式，开展了遗传咨询示范服务、病例评析，联合打造具有中国特色的优质高效的遗传咨询示范服务平台。

（6）2018年上海市成立了由全国专家组成的遗传咨询和产前诊断专家委员会。

拓 | 展 | 知 | 识

2020年2月，"出生缺陷防控咨询师"作为新职业，正式纳入国家职业分类目录，开设了临床遗传学的招生专业。出生缺陷防控咨询师将为备孕夫妇、孕产妇和婴幼儿及其家庭提供出生缺陷防控教育、宣传、咨询、指导、全程防控管理服务，落实个人和家庭作为健康的第一责任，将出生缺陷防控深入到家庭、社会，促进我国出生缺陷防控工作的全面发展。

23

唐氏综合征
有哪些表现

　　唐氏综合征也称为 21 三体综合征，是由先天的常染色体缺陷（染色体畸变）引起。正常人中每个人有 46 条（即 23 对）染色体并有明确的编号，而唐氏综合征的父母其中一方在生殖细胞分裂时，应该平均分配到两个细胞的一对染色体没有按照计划分开，导致孩子 21 号染色体多了一条，即 21 三体综合征（唐氏综合征）。

　　"唐氏儿"具明显的特殊面容体征，如眼距宽、鼻根低平、眼裂小、眼外侧上斜、有内眦赘皮、外耳小、舌胖、舌常伸出口外及流涎多；身材矮小，头围小于正常，头的前、后径短，头的枕部呈扁平状；颈短、皮肤宽松，有时有颈蹼；孩子骨的年龄常落后于生长年龄，出牙延迟且常错位；头发细软而较少；前囟闭合晚，顶枕中线可有第三囟门；四肢短，由于韧带松弛，关节可过度弯曲，手指粗短，小指中节骨发育不良使小指向内弯曲，指骨短，手掌三叉点向远端移位，常见通贯掌纹、草鞋足，约半数患儿踇趾球部呈弓形皮纹。

　　患者婴幼儿时期常反复患呼吸道感染，常见的早期死因是伴有先天性心脏病。肌张力随年龄增长逐渐改善，但与正常儿相比生长发育进度差距逐渐拉大。50% 以上嵌合型者（有 21 三体，也有正常 46 条染色体），15 岁时生长停止，身材矮小，智商低，婴儿时期表现为"乖孩子"，儿童时期情绪多表现为愉快，对人亲切，但情感调控能力差，波动较大，有时相当固执和调皮。采用医疗和社会服务综合等措施，对患者进行长期耐心的教育和训练，对弱智儿进行预备教育训练，使其能过渡到普通学校上学和掌握一定的工作技能。在耐心地教育和训练、监护下，患者生活多可自理，甚至可做较简单的社会工作而自食其力。家长、学校和社会都应该积极行动，让患有唐氏综合征的孩子能在与其他人平等的基础上，更好的适应社会生活。

尽管唐氏综合征属于偶发性疾病，每一个孕妇不论年龄大小均有可能生"唐氏儿"。这样的孩子需要花费大量的费用和消耗成倍时间去陪伴、教育，况且目前暂时没有治疗手段。预防该病方法就是进行产前筛查以避免这样的孩子出生。尽管筛查结果还不能准确地判定胎儿是否患病，但毕竟属于最简便和对胎儿无损伤的初期判断方法，每个家庭，每位母亲，应当重视唐氏综合征筛查，此将有益于家庭和社会，有益于国家的未来。

✎ 拓｜展｜知｜识

唐氏综合征由 WHO 于 1965 年正式命名。2011 年 12 月，联合国大会宣布将 3 月 21 日定为世界唐氏综合征日，从 2012 年起每年为此举办活动，旨在重视预防，不歧视已经出生的这类孩子们。部分唐氏综合征的孩子，能够顺利地降生到世界上并能够长大成人，除了面容和举止与正常人有不一样外，多数人有智力障碍，平均智商 IQ 值是 50（正常的孩子的 IQ 值为 100）。患者容易发生很多疾病，如：先天性心脏病、白内障、白血病等的发病率会高于正常儿童。唐氏综合征孩子智商低，成年后也就是在 25～50 岁，随年龄增长而逐渐明显，常呈现嗜睡、喂养困难、免疫功能低下，除伴有先天性心脏病等其他畸形，白血病的发生率比一般增高 10～30 倍。动作发育和性发育都延迟。男性无生育能力，女性长大后有月经且有可能生育。如存活至成人期，则常在 30 岁以后即出现老年性痴呆症状。

我国活产孩子中 21 三体综合征发生率约为 0.5‰～0.6‰，男女之比为 3∶2。60% 在胎儿早期即流产，也有部分由于种种原因存活下来。尽管每个妈妈都有可能怀上"唐氏儿"，但母亲年龄越大，生育"唐氏儿"的风险越高。其次还有卵子老化发生不分离也是引发"唐氏儿"的原因之一，确切的发病原因目前仍尚不十分清楚，但通过筛查和诊断应当避免此类孩子出生。

24 神经管缺陷可预防吗

神经管畸形，又称神经管缺陷，是一种严重的畸形疾病，主要包括无脑、脊柱裂和脑膨出。神经管就是胎儿的中枢神经系统，是胚胎发育成脑、脊髓、头颅背部和脊椎的部位。

神经管缺陷控制的关键在于预防，已证明孕前和孕期服用叶酸是降低神经管缺陷发生率的有效措施。正常育龄期妇女每天服用 0.4mg 叶酸，有神经管缺陷家族史或曾孕育神经管缺陷儿的备孕妇女每天叶酸服用量增加到 4mg，从受孕前 3 个月开始，连续服用至受孕后 3 个月或更长时间。

有研究表明，妇女在孕前和孕早期每日补充 0.4mg 叶酸，可有效预防 85% 初发的神经管畸形。已经生育过神经管畸形儿的妇女，在其下次怀孕前至少 1 个月到怀孕后 3 个月内每日服用 4mg 叶酸，可减少 72% 的神经管畸形儿的再发生。

✎ 拓｜展｜知｜识

在胚胎的第 15～17 日神经系统开始发育，至胚胎第 22 日左右，神经褶的两侧开始互相靠拢，形成 1 个管道，称为神经管，它的前端称为神经管前孔，尾端称为神经管后孔，在胚胎第 24、25、26 天时，前孔及后孔相继关闭。如果中枢神经管没能正常发育，在婴儿出生时，上述部位就可能出现缺陷。故而，从孕前 3 个月开始补充叶酸，才能满足胚胎神经管分化对微量营养元素的需要：连续每天补充叶酸 0.4mg 4 周后，体内叶酸缺乏状态有所改善，持续补充 12～14 周后，血清叶酸浓度可达到有效水平和稳定状态，育龄期妇女应常吃富含叶酸食物，并应从计划妊娠（孕前 3 个月）开始补充叶酸。

如何预防
先天性心脏病

先天性心脏病是先天性畸形（发育异常）中最常见的一类，指在胚胎发育时期，由于心脏及大血管的形成障碍或发育异常而引发的解剖结构异常，或出生后应自动关闭的通道未能闭合。约占各种先天畸形的 28%。

先天性心脏病发病原因很多，遗传因素仅占 8% 左右，而占 92% 的则为环境因素、病毒感染等，如在妊娠期服用药物、感染病毒、环境污染、射线辐射等都会使胎儿心脏发育异常。尤其妊娠最初 3 个月内感染风疹病毒，胎儿患上先天性心脏病的风险急剧增加。一般认为妊娠早期是胎儿心脏发育最重要的时期，最易在致畸因素的作用下引发心脏发育异常。

预防先天性心脏病的发生，应注意在备孕期、妊娠早期保健，积极预防风疹、流行性感冒、腮腺炎等病毒感染；避免接触放射线及一些有害物质；在医生的指导下用药，避免服用对胎儿发育有影响的药物，积极治疗原发病，如糖尿病等；膳食要合理，避免营养缺乏。

✎ 拓 | 展 | 知 | 识

先天性心脏病发病率不容小视，占出生活婴的 0.4% ~ 1%，这意味着我国每年新增先天性心脏病孩子 15 万 ~ 20 万。先天性心脏病谱系特别广，包括上百种具体分型，有些患者可以同时合并多种畸形，症状千差万别，最轻者可以终身无症状，重者出生即出现严重症状如缺氧、休克甚至夭折。根据血流动力学结合病理生理变化，先天性心脏病可分为发绀型（青紫型）和非发绀型（非青紫型），也可根据有无分流分为3类：无分流类（如肺动脉狭窄、主动脉缩窄）、左至右分流类（如房间隔缺损、室间隔缺损、动脉导管未闭）和右至左分流类（如法洛四联症、大血管错位）等。

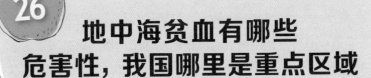

26 地中海贫血有哪些危害性，我国哪里是重点区域

　　地中海贫血（地贫），又称珠蛋白生成障碍性贫血，是导致红细胞寿命缩短的一种遗传性溶血性贫血，是人类出生缺陷中的常见单基因遗传病，属于常染色体不完全显性遗传。目前临床有 α 地贫、β 地贫、α 和 β 复合型地贫 3 种类型，前两种常见。

　　尽管轻型地贫（致病基因携带者）可以没有任何临床表现或仅仅是轻度贫血表现，但如果父母双方均为携带者，其孩子至少有 25% 风险成为重型地贫。严重的地贫胎儿会发生水肿、死胎或出生后需要终生输血才能维持生命。

　　我国长江以南各省区是地贫的高发区（广东、海南、云南、贵州、四川、湖南、湖北、福建省，广西壮族自治区，江西省南部及重庆市）；"丝绸之路"沿途的陕西省、甘肃省、新疆维吾尔自治区的一些地带亦有发现。有资料显示，在广西省、广东省、海南省等南方地区，地贫基因携带者高达 20%以上。随人员的流动，各个区域均会有散发病例，应当引起重视。

✐ **拓|展|知|识**

地中海贫血是由组成血红蛋白的珠蛋白链编码基因表达下降导致的人类遗传性疾病，患者的父母或其他家庭成员、地贫筛查阳性的基因携带者，尤其是夫妻双方均为致病基因携带者，都需要进行必要的遗传咨询、婚前检查。但由于大部分人是轻型地贫，自己没有太大感觉和症状，于是很多人想当然地认为自己离地贫很远。而实际的情况是，其携带的致病基因可能会遗传给下一代，造成下一代重度地贫。因此，在婚前、孕前及产前对广大女性——尤其是地贫流行地区的女性进行地贫筛查、携带者筛查，对高危孕妇提供产前基因诊断，可以防止重型地贫患儿出生、降低地贫发生率、改善人口质量。

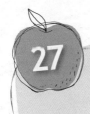

先天性耳聋
如何检测

先天性耳聋表现指因母体妊娠过程、分娩过程中的异常或遗传等因素造成的耳聋。在出生时或出生后不久，就已存在的听力障碍。先天性耳聋病因包括以下因素。

（1）遗传性因素：父母有先天性耳聋，孩子易患此病，但并非所生子女全是耳聋。其次，近亲结婚也可生先天性耳聋孩子。此外，胎儿耳组织发育有畸形者，也会造成先天性耳聋，但可以通过手术矫正，恢复听力。

（2）药物中毒：孕期母亲使用了如庆大霉素、奎宁等耳毒性药物，药物可通过胎盘进入胎儿的体内，导致胎儿第七对颅神经中毒而引发耳聋。

（3）疾病损害：父母一方若患有性病，如淋病、梅毒等，可诱发孩子先天性耳聋。母亲在妊娠3个月内患有风疹、弓形虫感染等，病毒可经胎盘对胎儿构成威胁，引起胎儿内耳发育畸形，导致耳聋。新生儿出生时体重 <1 500g、患高胆红素血症、产时严重窒息、患有化脓性脑膜炎等均可能导致耳聋。

（4）分娩因素：在母亲分娩过程中，有可能因为产钳使用不当，损伤孩子的听觉器官，但并不多见。

为保障优生应做好耳聋基因检测，主要包括以下两点内容。

（1）通过耳聋基因检测，了解所携带的耳聋基因类型，并采取相应的预防措施，可减少耳聋的发生，保证携带者生活质量，降低家庭经济压力，提高人口素质。

（2）耳聋基因通过芯片技术筛查，采用高通量检测遗传性耳聋的基因突变热点，检查范围包括遗传性耳聋有关的突变位点（目前主要为4种最常见的致聋基因：*GJB2*、线粒体12S rRNA、*SLC26A4* 和 *GJB3* 基因），具有准确、快速的优势，能尽早发现听力障碍，做到早诊断、早干预。检测过程分为样本采集（静脉全血2ml）、DNA提取、PCR扩增、导流杂交、结果显色、出具报告。

致聋基因检测，适用于大部分人群，如听力状况欠佳者；有耳聋家族史的家庭成员；家中有药毒性致聋患者的家庭成员；因感冒、头部受击打以及其他原因导致听力下降的患者；已生育先天性聋儿的夫妇；疑似有听力障碍的新生儿等。

需要注意听力正常也可能携带耳聋基因，但携带耳聋基因并不代表一定会耳聋。即夫妇听力正常可能会生下聋儿，有耳聋病史的夫妇也可能生下听力正常的孩子。因此认为，在有生育要求但无耳聋家族遗传史的听力正常育龄夫妇中，也可以进行常见耳聋基因筛查。若发现双方均带有相同的突变耳聋基因，通过对其生育进行全程的指导和干预，可以预防近1/3 ~ 2/5的先天性耳聋患儿出生。

拓|展|知|识

　　每年的 3 月 3 日是国际爱耳日，此源于 2007 年在北京举办的首届听力障碍预防与康复大会，旨在提高和促进全球对耳及听力保健的认识和水准。大会发表了《北京宣言》，提出建立国际爱耳日的倡议，后来经 WHO 确定为国际爱耳日（International Ear Care Day）。这是中国政府、残疾人联合会、卫生事业各界和全国专业以及非专业人士共同努力的结果，是中国对全球听力残疾预防与康复事业作出的重要贡献。有益于提高筛查、检出疾病，使民众重视疾病预防，患者积极做好康复，降低听力障碍的发生，提高健康水平。

28 耳聋患者及有耳聋家族史的人需要注意哪些问题

　　由于60%先天性耳聋由遗传因素所致，而90%～95%的耳聋患者父母听力却是正常的，所以建议有耳聋及耳聋家族史的人群都应该进行耳聋基因筛查。婚前进行耳聋基因检测及遗传咨询，可以避免遗传性耳聋的发生。孕前进行耳聋基因筛查，可以评估每对夫妻的遗传风险。从耳聋一级预防的理念出发，孕前是进行携带者筛查的最佳时间节点。可以一方先筛查，如果结果阳性，配偶则要进一步检查，对于孕前筛查发现的耳聋高风险家庭，可以采用辅助生殖（胚胎植入前诊断）或进行产前诊断来避免耳聋患儿出生。如果婚前或者孕前没有做过耳聋基因筛查，建议在孕期进行（一方先筛查，如果结果阳性，配偶则要进一步检查），了解耳聋的遗传风险，必要时进行遗传咨询及产前诊断，能够获得合理的生育指导，避免耳聋患儿的出生，并可预防药物性耳聋。值得注意的是，若孕期筛查时间过晚则可能贻误胎儿产前诊断时机而致耳聋患儿出生。

拓 | 展 | 知 | 识

　　遗传性耳聋是指父母的遗传物质传递给后代所引起的听力损失，父母一方或双方可以是子代表型类似的耳聋患者，也可以是听力正常的致病基因携带者。遗传性耳聋可以分为非综合征型和综合征型耳聋。非综合征型耳聋约占70%，仅有听力系统的症状，不伴随其他器官和系统的异常。综合征型耳聋约占30%，患者除了听力损失，还同时伴有全身其他器官系统的疾病。

　　非遗传性耳聋主要是由于妊娠早期母亲患风疹、腮腺炎、流感等病毒感染性疾病，或梅毒、糖尿病、肾炎、败血症、克汀病等全身性疾病，或大量应用耳毒性药物引起胎儿耳聋，此外母儿血型不合，分娩时产程过长、难产、产伤致胎儿缺氧窒息也可致耳聋。

第二篇

婚前检查与
孕前筛查篇

29 为什么不能近亲婚配

近亲（或称亲缘关系）是指三代或三代以内有共同的血缘关系。如果他们之间通婚，称为近亲婚配。

直系血亲是指"垂直"的血缘关系，即生育自己和自己所生育的上下各代亲属，如父母与子女、祖父母与孙子女、外祖父母与外孙子女等。旁系血亲是指除直系血亲外，在血缘上和自己同出一源的亲属。三代以内的旁系血亲包括：兄弟姐妹、堂兄弟姐妹、表兄弟姐妹、舅、姨、姑、伯、叔、侄子、侄女、外甥、外甥女。

拓 | 展 | 知 | 识

我国《婚姻法》第七条规定："有下列情形之一的，禁止结婚：①直系血亲和三代以内的旁系血亲；②患有医学上认为不应当结婚的疾病。"

近亲结婚与遗传病的发生和延续密切相关。近亲婚配的明显效应就是子代常染色体隐性遗传病的发病概率升高。因为他们来自同一祖先，共同的基因比较多，夫妻双方携带同样隐性致病基因的可能性要比非近亲结婚夫妻共同携带的可能性大得多。因为双方有太多相似的遗传因子，后代无法从他们那里产生变异，致病基因将传递给子孙而发生遗传病，进而导致流产、死胎、婴幼儿死亡或身体严重缺陷等。近亲婚配还会带来体质下降、体重减轻、发育不良、生殖能力低、对疾病的抵抗能力差、智商低、身高矮等不良后果。

有一种叫肝豆状核变性的遗传病，一般夫妇中后代的患病率仅为 1/4 000 000，而在表兄妹结婚的后代中，竟然高达 1/64。再看下面一些比较数字，比如，先天性鱼鳞病在近亲结婚和非近亲结婚的患病比例是 62.7∶1；少年型黑内障性白痴是 36.6∶1；先天性全色盲是 18.4∶1。可以说，近亲婚配是某些遗传病发生和延续的土壤，其危害是严重的。

30 为什么要做婚前检查

婚前医学检查有以下几方面的益处。

（1）有利于男女双方和下一代的健康：通过检查和咨询指导可以发现一些疾病或异常情况，特别是对结婚、生育有影响者，提出医学指导意见，帮助其作出对双方和下一代健康有利的决定和安排。

（2）有利于提高出生人口素质：通过检查和咨询不但可以筛查出一些遗传性疾病和传染病，避免严重遗传病向下一代的传递和传染病在母婴间的传播，而且还可传授生殖健康知识，减少或避免不适当的婚配和遗传性疾病的延续。

（3）有利于促进夫妻生活的和谐：指导双方了解有关性保健知识，做好心理和生理上的准备。

（4）有利于有效地实现调节生育的计划：指导科学备孕，做好计划受孕；避孕技术的知情选择，从而减少意外妊娠和人工流产的发生率。

✎ 拓│展│知│识

　　婚前检查非常有必要，自 1985 年起全国各地妇幼保健机构开始提供婚前健康检查服务，至 2003 年 8 月我国颁布了新修订的《婚姻登记条例》，婚前医学检查由"必须"改为"自愿"，使婚检率急剧下降。由于缺乏婚前检查第一道防线，部分患有严重遗传性疾病、法定传染病等对象没有得到及时诊治和婚育指导，从而增加了出生缺陷发生的风险，近期国家发文加强婚前检查工作。

31 婚前检查做些什么

　　婚前医学检查是对准备结婚的男女双方可能患有影响结婚和生育的疾病所进行的医学检查。检查的内容主要包括病史询问、体格检查、常规和其他辅助检查。

　　（1）病史询问：了解双方是否存在血缘关系、健康状况、个人史、家族史、女方月经史及以往妊娠分娩史。

　　（2）体格检查：全身和生殖器检查。

　　（3）常规辅助检查：血尿常规、乙肝表面抗原（HBsAg）、血清谷丙转氨酶（ALT）和非梅毒螺旋体抗原血清试验（RPR）、结核菌抗体、阴道分泌物和艾滋病病毒（HIV）抗体检查等。

　　（4）其他辅助检查：根据临床需要在服务对象知情同意下进行进一步针对性检查，如乙型肝炎病毒（HBV）血清学标志物、梅毒螺旋体抗原血清试验，淋球菌、衣原体、染色体、生殖激素、超声生殖器官影像、乳腺 X 线检查及精液检查等。

✐ 拓|展|知|识

婚前医学检查是婚前保健技术服务中的一项内容，与一般的医疗服务不同，它有特定的服务对象、法定的服务内容、规范的服务方式和统一的管理办法，其中还有婚前卫生指导和婚前卫生咨询。

婚前卫生指导是指在婚前保健时，为每一对准备结婚的男女，提供系统、全面的以生殖健康为中心，有关婚育、性保健及节育避孕等知识的健康教育，进而提高婚前保健人群的自我保健意识和能力。

婚前卫生咨询是指对有关婚配、生育保健等问题提供医学意见。咨询医生针对婚前医学检查发现的异常情况以及咨询者提出的具体问题进行解答、交换意见、提供信息，帮助受检者在知情的基础上作出适宜的决定。

32 哪些是属于不宜婚育的情况

通过婚前保健，对结婚、生育提出指导意见，是预防出生缺陷的第一关。不宜婚育情况包括以下几方面。

（1）暂缓结婚：性传播性疾病需等治愈后再结婚；急性传染病控制之前暂缓结婚；影响结婚的生殖道畸形在矫正之前，暂缓结婚。

（2）可以结婚但禁止生育：①男女一方患严重常染色体显性遗传病，目前尚无有效治疗法，而产前正确诊断困难者；②男女双方均患相同的常染色体隐性遗传病，如男女均患白化病，若致病基因相同，其子女发病率几乎是100%；③男女一方患严重的多基因遗传病，如精神分裂症、躁狂抑郁型精神病、原发性癫痫等，又属于该病的高发家系，后代再现风险率高。

（3）限制生育：对产前能作出准确诊断或植入前遗传学诊断（preimplantation genetic diagnosis，PGD）的遗传病，可选择正常胚胎移植。

（4）不能结婚：①直系血亲和三代以内旁系血；②男女双方均患有相同的遗传病，或男女双方家系中患相同的遗传病；③严重智力低下、生活不能自理，男女双方均患病无法承担养育子女的义务，其子女智力低下概率也大，故不能结婚。

✐ **拓 | 展 | 知 | 识**

有关婚育的医学指导和就诊指导包括以下内容。

（1）有关精神疾病：①重型精神病在病情发作期有攻击危害行为，不宜结婚；②双方均患有精神分裂症、躁狂抑郁症或其他重型精神病不宜婚配，坚持结婚的，不宜生育；③有关精神病在发病期，精神分裂症稳定未满 2 年，躁狂抑郁症稳定未满 1 年的，暂缓结婚；④有关精神病病情稳定者可以结婚，生育问题应根据疾病不同的遗传方式综合分析。

（2）遗传性疾病一般不影响结婚，生育问题要根据疾病严重程度、子代再发风险综合考虑。

（3）在婚前医学检查中应筛查包括病毒性肝炎、结核等传染病，淋病、梅毒、尖锐湿疣、生殖器疱疹、艾滋病等性传播疾病，以及麻风病，要根据其传染方式、疾病的诊治情况进行个体化的指导。

33

为什么要提倡
做孕前保健

孕前保健是通过评估和改善计划妊娠夫妇的健康状况，减少或消除导致出生缺陷等不良妊娠结局的风险因素，预防出生缺陷发生，提高出生人口素质，是孕期保健的前提。

提倡孕前保健目的在于指导计划怀孕的夫妇在双方身心健康、家庭及工作环境良好的状况下妊娠。通过改善女性和夫妇双方的健康状况，进行相应的孕育指导，减少导致孕产妇和儿童健康结果不佳的行为、个人及环境因素，最终目标是在短期和长期内均改善孕产妇和儿童的健康。

做了婚前检查以后，孕前检查也是必须的，婚前检查不能代替孕前检查。孕检基本涵盖婚检内容，但血液、染色体等可以排除女性及胎儿疾病、男性染色体平衡异位的检查项目则是婚检没有的。

此外，很多新婚夫妇并没有在婚后立马要小孩，妻子怀孕时往往距离婚检有一段时间，这时夫妻双方身体已发生变化，故应进行孕检。

✎ 拓｜展｜知｜识

孕前保健对健康有着以下几点积极的影响。

（1）降低孕产妇和婴儿死亡率。

（2）预防意外妊娠。

（3）预防怀孕和分娩期间的并发症。

（4）预防死产、早产和低出生体重。

（5）预防出生缺陷。

（6）预防新生儿感染。

（7）预防体重不足和发育不良。

（8）预防 HIV/ 性传播感染的垂直传播。

（9）降低一些儿童癌症的风险。

（10）降低婴儿成年期 2 型糖尿病和心血管疾病的风险。

34 孕前保健做些什么

孕前保健服务是为准备妊娠的夫妇在怀孕前4~6个月提供的保健和咨询服务。

（1）指导建立健康的生活方式。

（2）进行针对与孕育相关因素孕前检查：评估孕前健康的状况，健康教育和指导，提倡男女双方均要进行孕前医学检查，检查内容包括以下几方面。

◆ 评估妊娠高危因素：本人基本情况（年龄、月经史、婚育史、疾病史）；夫妇双方家族史和遗传病史；生活方式、饮食营养、不良因素暴露史（职业状况及工作环境）。

◆ 体格检查：全面体格检查包括心肺听诊；测量血压、计算体质指数（BMI）；常规妇科检查。

◆ 辅助检查

必查项目：血尿常规、血型、生化全套（包括肝肾功能、血糖等），乙肝表面抗原、梅毒血清抗体筛查、艾滋病病毒抗体筛查、地中海贫血筛查（广东、广西、海南、湖南、湖北、四川省及重庆等地区）。

备查项目：宫颈组织细胞学检查（1年内未查者）、弓形虫、风疹病毒、巨细胞病毒和单纯疱疹病毒、阴道分泌物检查（白带常规、淋球菌、支原体、衣原体等）、妇科超声检查；甲状腺功能检测、75克口服葡萄糖耐量试验（针对高危妇女）、血脂水平、心电图和胸部X线检查。必要时进行激素检查和精液检查等。同时建议进行口腔检查：牙齿及牙龈炎症、龋齿等，以避免怀孕后牙龈炎的加重，或发生感染后容易出现早产等。

✎ 拓 | 展 | 知 | 识

孕前保健非常重要，对有严重医学问题的妇女，孕前保健内容不仅应包括对胎儿潜在风险的评估，还应包括对孕妇潜在风险的评估，甚至需要多学科专家共同完成。为从源头降低出生缺陷的发生风险，国家相继推出系列重大公共卫生项目，旨在消除经济障碍，提高公共卫生服务的可及性。这些惠民政策包括：免费孕前优生健康检查项目、增补叶酸预防神经管缺陷项目、地中海贫血防控试点项目、农村孕产妇住院分娩补助项目。

35

为什么要做
TORCH 检查

筛查中"TORCH"是 1971 年由美国埃默里大学（Emory University）免疫学家 Andre Nahmia 提出。TORCH 是一组微生物的英文缩写，包括：① T：弓形体（toxoplasma）；② O：other infections，人类细小病毒 B19、沙眼衣原体、柯萨奇病毒、梅毒螺旋体、水痘等；③ R：风疹病毒（rubella virus，RV）；④ C：巨细胞病毒（cytomegalovirus）；⑤ H：单纯疱疹病毒（herpes simplex virus，HSV）。这些微生物可经过胎盘垂直传播给胎儿，引起宫内感染，造成孕妇流产、死胎、早产及先天畸形，导致新生儿出生后多器官损害、严重智力障碍，也可通过产道感染胎儿，导致出生后发育障碍。中华医学会妇产科学会产科学组《孕前和孕期保健指南》将 TORCH 筛查列为孕前 3 个月首选备查项目。育龄妇女应做好 TORCH 筛查，以减少新生儿出生缺陷的发生。

拓|展|知|识

弓形虫是一种人畜共患疾病，猫科动物是弓形虫的最终宿主，虫卵会随猫的粪便排出。传染的途径主要是食用未熟的肉类，或摄入被猫科动物的体液或粪便污染过的食物。通过胎盘宫内感染者可引起死胎、早产。妊娠期妇女感染弓形虫会发生流产、早产、胎儿宫内死亡、婴儿脑积水、神经发育障碍等。

风疹病毒是风疹的病原体。妊娠期感染后可经垂直传播导致胎儿先天性畸形。而且孕妇感染风疹病毒的时间越早，致畸的可能性越大。约有 10% 的育龄妇女属于风疹易感者，她们在怀孕的 3 个月内如果初次感染风疹病毒，胎儿畸形率高达 80% 以上。风疹减毒活疫苗是预防风疹的有效措施，风疹抗体阴性的育龄妇女孕前接种疫苗是非常必要的。

巨细胞病毒属于疱疹类病毒，可通过体液传播（唾液、尿液、排泄物、精液、阴道分泌物、眼泪、血液和母乳）、性传播和垂直传播。孕期，巨细胞病毒可通过胎盘进入胎儿体内，可导致流产、早产、死胎、死产及胎儿宫内发育迟缓，还可导致出生缺陷。大约 85%~90% 感染巨细胞病毒的新生儿在出生后是没有任何症状的，他们绝大多数都会健康成长甚至没有任何相关并发症，然而，仍然有大约 5%~15% 的新生儿日后会出现后遗症，主要是感音神经性耳聋以及认知和神经损害症状。另外 10%~15% 的新生儿在出生时就会发生严重的并发症，如中枢神经系统障碍、生长受限、异常小头症、脾脏和肝脏肿大以及黄疸，甚至会出现死亡。由于孕妇巨细胞病毒感染往往无临床表现，所以一旦确诊早孕且打算继续妊娠需及时建册，规范产前检查，以保障孕妇和胎儿的健康状况。

单纯疱疹病毒Ⅰ型主要引起上半身皮肤、口腔黏膜等处感染，经呼吸道传播；单纯疱疹病毒Ⅱ型主要引起生殖器感染，性接触为主要传播途径，并与胎儿先天性感染关系密切。孕妇感染单纯疱疹病毒可使胎儿产生先天性感染，单纯疱疹病毒经胎盘或生殖道上行，引起胎儿宫内感染，诱发胎儿流产、早产、死胎、畸形。妊娠8周内感染可发生流产及先天畸形如小脑、颅内钙化、脑积水等多器官畸形，以及智力低下等。孕晚期感染可以引起胎死宫内、胎儿生长迟缓等，与胚胎早期受风疹病毒、巨细胞病毒感染的症状相似。另外，新生儿经感染产道娩出，或直接接触疱疹患者，也可感染，与其他病毒所致新生儿感染相比较，单纯疱疹病毒感染多为显性临床感染，病情较重，发生新生儿疱疹，严重者出现全身症状或脑炎。

哪些情况不宜怀孕

36

大多数情况下怀孕是自然和生理的过程，但是当出现以下情况，怀孕或继续妊娠可能危及孕妇生命，则不宜马上怀孕，应当咨询医生。

（1）有严重的心、脑、肺、肝、肾等脏器疾病。

（2）有严重的精神疾病。

（3）患有未治愈的性传播疾病。

（4）有未控制的内分泌或代谢性疾病。

（5）严重家族性遗传病。

（6）切口妊娠。

（7）重度子痫前期。

（8）两次妊娠间隔时间过短，如剖宫产术后不足1年再次怀孕。

（9）恶性肿瘤等。

✎ 拓 | 展 | 知 | 识

对于不宜怀孕者，医师应充分告知风险，劝其暂时不要怀孕或终止妊娠。我国的孕产期系统保健体系近年来为孕产妇提供了风险筛查与评估管理。妊娠风险评估分级用红、橙、黄、紫、绿五色标识分类，对妊娠风险分级为"黄色""橙色""红色"和"紫色"的孕产妇，应转到二级以上医疗机构接受孕产期保健服务和住院分娩。将妊娠风险分级为"橙色""红色"和"紫色"的孕产妇作为重点人群纳入高危孕产妇专案管理。对"红色"的高风险孕产妇，及时向辖区妇幼保健机构报送信息，并与上级危重孕产妇救治中心共同研究制订个性化管理方案、诊疗方案和应急预案，明确其是否适宜继续妊娠。

全国在逐步推行妊娠风险筛查与评估管理，上海是五色管理的提倡者，成绩全国领先，孕产妇死亡率控制比肩发达国家水平。

37 科学备孕应怎么做

　　科学备孕是指准备生育的夫妇在备孕期间了解、调整自身的身心状况，争取保持最佳状态怀孕，从而降低不良妊娠发生的风险以及减少宝宝的出生缺陷，为新生命的诞生创造最好的起点，应当做到以下几点。

　　（1）向生命负责，做到计划受孕：夫妇最好有计划地安排受孕和生育，尽量避免高龄妊娠，有遗传病、慢性疾病和传染病而准备妊娠的妇女，应寻求遗传咨询及相关医疗诊治。

　　（2）培养好的膳食习惯：应合理营养，均衡饮食，足量摄入维生素。准备怀孕妇女的体重偏瘦或偏胖，会使怀孕的机会大大降低。所以，体重问题需要在这阶段有计划地进行调整。

　　（3）适当的运动：有规律的运动可促进女性体内激素的合理调配，确保受孕时，女性体内激素的平衡，受精卵的顺利着床，并促进胎儿的发育，避免怀孕早期发生流产。晨跑、瑜伽、游泳等运动形式都是不错的选择，即便是每天慢跑和散步也有利于改善体质。运动可以不要求强度，但要注重坚持。同时配偶一起锻炼，提高身体素质以确保精子的质量。

　　（4）调整生活方式：有规律地安排生活，改掉不良的生活习惯，停止酗酒，戒烟并且避免遭受二手烟的危害。避免过度劳累，保证充分睡眠（不熬夜），保持精神愉快，培养和谐的、愉快的夫妻感情及性生活方式。

（5）良好的生活环境：从事接触有毒有害物质的特殊职业需要调离，避免有毒及有害物质，如化学物质、放射线等。尽量不服用药物，同时要远离毒品。避免密切接触宠物，避免噪音。

（6）改变避孕方式：计划生育决定后，要调整避孕方法。如果用口服避孕药避孕的，应停药。如用宫内节育器避孕的，应取出节育器。

（7）做好孕前的心理和物质准备：夫妻双方应认真讨论怀孕对目前生活的影响，包括妻子孕期体型的改变，生活习惯的变化，怀孕后家庭责任与应尽义务的改变，对事业的影响，新生命诞生后生活空间的变化等问题，并在大部分问题上达成一致，以愉快、积极的态度对待孕期所发生的变化，这种心理准备是夫妻双方的。丈夫充分的心理准备可以帮助妻子顺利度过孕期的每一阶段，并为未来孩子的生长发育奠定坚实的基础。

（8）进行孕前保健，详见"34.孕前保健做些什么"。

🖋 拓|展|知|识

为减少出生缺陷的发生，WHO 提出了出生缺陷"三级预防"策略。

一级预防是孕前及孕早期阶段综合干预，包括健康教育、遗传咨询、孕前保健等，涉及生理准备、心理准备、经济准备、环境准备、行为准备、营养准备、遗传咨询等多方面，需要夫妇双方共同努力；二级预防是孕期筛查和产前诊断；三级预防是对新生儿疾病的早期筛查。3 个级别的预防互相补充。

科学备孕的目的是预防出生缺陷、防范孕妇妊娠风险，前者主要是指出生缺陷的一级预防。一级预防花费少，成效大，是应重点推行的预防措施。

38 高龄孕妇有哪些风险

高龄妊娠（年龄超过 35 岁）的孕妇相对来说妊娠不良结局的风险也增高。

（1）母亲风险：随着孕妇年龄的增加，妊娠期高血压疾病、妊娠期糖尿病、产后出血、合并慢性疾病等妊娠并发症及剖宫产概率、孕产妇死亡率等风险显著增高。

（2）胎儿风险：流产、胎儿染色体异常、胎儿畸形、胎儿生长受限（FGR）、早产和死胎的风险增加。

需要特别注意：唐氏综合征或染色体异常的概率与产妇的年龄有着密不可分的联系，随着产妇年龄逐渐增长，新生儿患有唐氏综合征或染色体异常概率也会逐渐增大。高龄孕妇为产前诊断对象，要及时进行出生缺陷相关疾病的产前筛查和产前诊断。

🖊 拓 | 展 | 知 | 识

鉴于高龄妊娠有上述各种风险，所以提倡适龄妊娠与生育。需要注意的是除女性外，男性生育力、睾丸功能、精子数量和质量也随年龄增长而下降。有报道指出，高龄父亲的子代患肌肉骨骼综合征、腭裂、急性淋巴细胞白血病、视网膜母细胞瘤、自闭症和精神分裂症等疾病的风险增加。所以适龄生育，对于夫妇双方都很重要。

随我国"二孩政策"的推行实施，高龄再次生育孕妇增多，应从孕前抓起，避免出生缺陷的发生，减少高龄孕妇妊娠并发症，通过综合管理，降低孕产妇的患病率和死亡率。

39

再生育夫妇孕前
需要进行哪些评估

准备再生育的夫妇双方，应在计划怀孕前到专业的医疗机构进行再生育咨询和评估，即基础情况评估与检查及对高龄者的生育率评估。

（1）基础情况评估与检查

◆ 健康状况评估：①女方是否患有导致不良妊娠结局的慢性疾病，如高血压、糖尿病、甲状腺疾病、抗磷脂综合征等；②女方是否患有不宜妊娠的疾病如心、肺、肾脏、肝脏、血液等系统疾病和并发症等；③女方上次妊娠时间、分娩方式，确定怀孕间隔；④双方是否有使子代发生先天畸形的环境与职业风险；⑤双方是否患有可导致不良妊娠结局的感染性疾病；⑥双方是否有可导致不良妊娠结局的遗传性疾病风险。

◆ 社会伦理的评估：①双方再生育年龄对儿童抚养能力的影响；②再生育对一孩产生不良心理问题的风险。

◆ 相关检查：孕前3~6个月进行常规优生健康检查，包括血液、阴道分泌物支原体检查、病毒感染风险检查、宫颈检查等。

（2）生育力评估

◆ 女性生育力评估：包括 3 个重点指标，卵巢功能、子宫环境和输卵管情况，以及部分内分泌器官功能的评估，如甲状腺等。在月经 2～5 天，抽血检查生殖内分泌，了解卵巢储备功能；超声检查了解子宫附件情况，进行排卵监测，必要时行子宫输卵管造影评估输卵管通畅度。

◆ 男性生育力评估：主要观察精液情况，男方应于禁欲3～5 天后取精液做精液常规、精子形态、精子稳定性等检查。

（3）决定生育二胎的夫妇，应按下述方法进行有计划地怀孕。

◆ 制定妊娠计划，倡导适龄婚育，避免高龄妊娠。

◆ 孕前 3 个月开始补充叶酸至怀孕 3 个月。

◆ 合理用药，避免使用可能致畸、影响胎儿发育的药物。

◆ 改变不良生活习惯及生活方式（如吸烟、酗酒、吸毒等），按时就寝。

◆ 避免接触有毒有害物质，远离放射线，避免高强度的工作、高噪音环境等。

◆ 均衡合理饮食，选择适当运动，维持适宜体重。

◆ 注重口腔保健，避免孕期口腔疾患，切记在孕前到口腔科看一次牙科医生。

◆ 保持健康心理。

◆ 对于有高遗传风险的夫妇，应当接受孕前遗传咨询及指导。

🖉 拓 | 展 | 知 | 识

2013 年 11 月，十八届三中全会通过的《中共中央关于全面深化改革若干重大问题的决定》对外发布，其中提到"坚持计划生育的基本国策，启动实施一方是独生子女的夫妇可生育两个孩子的政策"，这标志着"单独二孩"政策正式实施。

二孩政策的放开，使准备再生育的夫妇明显增加。为保证母胎健康和生育安全，进行再生育夫妇的孕前评估非常必要，对于高龄、前次剖宫产以及有过不良生育史的妇女尤为重要。

40

再生育间隔多长时间最佳

通过有计划的生育，使相邻两次的妊娠间隔超过 2 年，则可避免 30% 以上的孕产妇死亡和 10% 以上的儿童死亡。WHO 将产后 12 个月内的再次怀孕定义为短妊娠间隔，可导致不良妊娠结局风险的增加，如低出生体重、早产、小于胎龄儿等。

拓 | 展 | 知 | 识

最佳妊娠间隔取决于前次妊娠的结局。

（1）足月活产后：WHO 和美国国际开发署（USAID）均推荐，足月活产后，妊娠间隔应大于 2 年且小于 5 年。WHO 推荐分娩后再受孕间隔应为 2 年。

（2）母亲高龄：对于高龄女性，妊娠间隔为 12 个月较合理，因为它平衡了随年龄增长而逐渐增加的生育力低下和不孕风险与妊娠间隔极短（<6 个月）所带来的妊娠并发症风险增加。

（3）剖宫产后：剖宫产后有一些特殊的注意事项。建议采用更长的妊娠间隔（18～24个月），以降低子宫破裂的风险。必要时，需要去医院进一步评估。

为什么孕前
要保持适宜体重

孕前女性体重过轻或过重都容易导致内分泌紊乱，增加受孕的难度，并对妊娠期母体的代谢环境影响尤为显著。怀孕时体重过轻容易导致低出生体重儿、早产儿，而体重过重不但会显著增加妊娠高血压、妊娠糖尿病的发生风险，还会增加剖宫产、产后出血、巨大儿等的发生风险。因此，备孕女性应积极调整生活方式，在孕前努力将体重控制在正常范围内。

✎ 拓 | 展 | 知 | 识

体重指数 BMI 是国际上常用的衡量成人肥胖程度的重要标准，可以较好地反映女性孕前营养状况，其计算公式为：体重指数（kg/m^2）= 体重（kg）/ [身高（m）]^2。

由于人口特征差异，不同地区 BMI 的划分不尽相同。WHO 对 BMI 的划分主要依据西方人群划分标准，我国提出了中国人群的 BMI 划分标准，如下表。

BMI 划分标准 /kg/m^2

分类	WHO	中国
低体重	< 18.5	< 18.5
正常范围	18.5 ~ 24.9	18.5 ~ 23.9
超重	25.0 ~ 29.9	24.0 ~ 27.9
肥胖	≥ 30.0	≥ 28.0

42

健康孕育新生命
应注意的营养因素有哪些

营养在孕育新生命中非常重要。均衡营养不仅可以帮助胎儿正常健康生长，还可以预防出生缺陷发生，避免巨大儿和发育迟缓胎儿，预防和治疗妊娠期高血压疾病、妊娠期糖尿病等妊娠并发症，还可以纠正贫血，预防产后出血。

孕期的营养需求主要是胎儿生长发育的需求以及支持母体组织与母体代谢率的需求。

（1）能量：妊娠初期，基础代谢与正常人相似，不需要额外增加能量，孕中期平均一天增加 300kcal 左右，孕晚期需要增加能量 450kcal 左右。

（2）蛋白质：妊娠早期不需要额外增加蛋白质，妊娠中期开始每天增加蛋白质 15g，这些蛋白质需要孕妇在妊娠期间不断从食物中获取。所以孕妇要选择优质蛋白（如奶、蛋、瘦肉、鱼、虾、豆制品等）的摄入。

（3）矿物质

◆ 铁：孕前如果缺铁，可导致早产、胎儿生长受限、新生儿低出生体重以及妊娠期缺铁性贫血，因此备孕期应经常摄入含铁丰富的动物性食物，缺铁性贫血者应纠正贫血后再怀孕。孕中、晚期每天摄入的铁应比孕前有所增加，分别达到 24mg 和 29mg，动物肝脏、血、瘦肉、蛋黄、豆类、贝类及各种绿叶菜均含铁较多。但若贫血的孕妇从食物中摄取的量满足不了需求，则必须补充铁剂。

◆ 钙：钙对于胎儿骨骼和牙齿的生长发育有极大的影响，孕妇若钙摄取缺乏，则会影响母体本身骨骼中钙的密度，进而对新生儿骨骼的密度也会有不利的影响。在整个孕期孕妇需增加钙的摄入，以满足胎儿生长的需要。妊娠期孕妇每天应增加钙 200mg，血中磷的吸收和钙的吸收有关，理想的钙磷比约为 1：1。此外，血中钙的吸收和维生素 D 的水平也有关。

◆ 碘：碘为合成甲状腺素的主要成分之一。孕妇若有甲状腺素不足，婴儿容易罹患呆小症，故在妊娠期应注意碘的摄取（每天增加 110μg），每天控制食用碘盐可获得推荐量的 50% 左右，为满足孕期对碘的需要，建议每周摄入 1 ~ 2 次富含碘的海产品（海带、紫菜、贝类、海鱼等）。

（4）维生素：维生素在体内含量虽少，却是维持母体和胎儿正常生长发育所必需的元素。在妊娠期间摄取适量的维生素是必要的，在胚胎形成时期，若摄取维生素不足，可能引起胎儿先天畸形或引起流产发生。

◆ 维生素 A（视黄醇）：属于脂溶性维生素，在视网膜转变为 11- 顺式视黄醛，并与视蛋白结合成视紫质，是暗光中视物必需的物质，对维持上皮组织的完整性亦具有重要功能。动物肝脏、蛋黄、肾脏等均为维生素 A 含量丰富的食品。

◆ 维生素 B：包括维生素 B_1、维生素 B_2、维生素 B_6、维生素 B_{12}、尼克酸等。维生素 B_2 摄取不足的妇女，可能在妊娠早期易发生妊娠呕吐，也可能导致胎儿出生体重过轻。缺乏维生素 B_6 可能会引起神经系统方面的疾病，它广泛存在于谷类、动物肝脏、干果、绿叶菜、牛奶、肉、鱼、禽、黄豆等食物中。

◆ 维生素 C（抗坏血酸）：维生素 C 是胶原形成的必要物质，胶原能减轻孕期的静脉曲张。维生素 C 摄取不足，较易引起齿龈肿胀或易碰触出血。维生素 C 在孕期有稳固胎盘的作用，并有助于从肠道吸收铁质，维生素 C 也是一种有效的解毒剂。在妊娠中晚期时每天应增加摄入维生素 C 5mg。

◆ 叶酸：叶酸对红细胞分裂、生长，核酸的合成具有重要作用，是人体的必需物质。妊娠早期缺乏叶酸，可导致胎儿出现神经管畸形，如常见的无脑畸形和脊柱裂等。孕妇在服用叶酸的同时，还应注意从食物中摄取，如动物肝脏、酵母、绿色蔬菜等。

◆ 维生素 D：可调节血钙离子浓度的平衡。维生素 D 缺乏可导致母体和胎儿钙代谢紊乱，如新生儿低钙血症、手足搐搦、母体骨折软化等，妊娠期需要每天摄入维生素 D 10ug，可多晒太阳及补充富含维生素 D 的食物，如牛奶、蛋黄、肝脏等。

✎ 拓 | 展 | 知 | 识

营养与疾病发生息息相关。2000 年 1 月，健康与疾病的发育起源（developmental origins of health and disease，DOHaD）研究中心在英国南安普顿成立。DOHaD，即健康与疾病的发育起源指除成人期的生活方式和基因遗传外，生命早期的环境包括营养对一生的健康都会产生影响，孕期营养不足或过剩与成年后的肥胖、糖尿病、高血压、高血脂、冠心病等发生密切相关。2006 年联合国营养执行委员会提出，从妊娠到出生后 2 岁是通过营养干预预防成年慢性病的机遇窗口期。

DOHaD 理论指出胎儿在母亲宫内的营养状况可以影响胎儿出生后直至成人的内分泌、代谢性疾病的发生发展，因此从怀孕开始就要重视营养问题。糖尿病是常见的代谢性疾病，不管是糖尿病合并妊娠，还是妊娠期糖尿病，医学营养治疗对于控制血糖和预防并发症非常重要，是首选的干预措施。

43 健康孕育新生命 应注意的环境因素有哪些

环境因素与出生缺陷的发生有着密切的关联。

（1）从事特殊的工种：男女双方既往有接触过，或目前正从事可造成生殖损害的职业，如接触铅、汞、苯、放射线、同位素等，应调离工作岗位，且在孕前进行相应的检查后，方可怀孕。

（2）接触宠物：宠物的排泄物里可能有弓形虫等，可危害胎儿，因此要避免密切接触。

（3）高噪音环境：孕期长时间暴露于高分贝的噪声环境会增加新生儿听力丧失的风险，增加早产和低出生体重的风险。孕妇应该避免长时间在高强度噪声环境中工作和生活。超过 85 分贝的噪声如交通噪声、工业噪声、建筑施工噪声及其他生活噪声。

（4）吸烟：香烟具有致癌性，香烟烟雾中含有甲醛、放射性物质等成分。研究已经证明吸烟或者吸二手烟可能导致自发性流产、早产、宫外孕、死产、妊娠期高血压疾病等妊娠合并症并发症，孕妇应戒烟，并远离吸烟的环境，避免吸二手烟。

✎ 拓 | 展 | 知 | 识

出生缺陷中有 4%～6% 明确是由暴露于环境中的致畸物引起，如多氯二苯并 - 对 - 二噁英（PCDDs）和多氯二苯并呋喃（PCDFs），毒性是氰化钾的 1 000 倍，可致畸、致癌、致突变，主要来自工业燃烧、垃圾焚烧、家庭燃煤、吸烟、车辆尾气及工业副产品。致畸物包括某些药物，如激素、某些抗生素、止吐药、抗癌药、安眠药等，染发剂、冷烫精、口红、增白霜，日常洗涤、消毒用品，高温、电磁辐射、放射线（X、γ、α 射线），油漆，重金属（铅、汞、锰、镉和砷），甲醛、苯、二甲苯等。然而，个体对致畸物的反应差异很大，受到多种因素的影响，包括母亲和胎儿的基因型即遗传易感性、致畸物的剂量、暴露途径、暴露时间以及妊娠期并发的疾病。

环境因素除直接致畸外，还可以通过与遗传因素交互作用导致出生缺陷的发生。如唇腭裂和先天性心脏病等的发生既有多基因遗传因素的作用，又有环境因素的作用。

44 健康孕育新生命与心理状态相关吗

出生缺陷的发生，主要与遗传和环境因素（如孕期叶酸缺乏、孕期感染）有关，心理状态对出生缺陷的发生也有一定影响，大量研究提示，在孕妇较高的焦虑水平下发生胎儿出生缺陷及智力低下的危险性增加。同时，心理状态会影响受孕的成功率。在备孕期间心态调整是非常重要的，不要过于紧张，心情要保持舒畅，注意放松自己。

调整心理状态孕育健康孩应当做到以下几点。

（1）学习健康知识：可去当地孕产妇保健服务的医疗机构（如孕妇学校）定期进行学习，学习心理健康知识和自我保健技能。

（2）良好的人际沟通：无论遇到什么困难和挫折，都要以乐观、积极的态度去面对，相信问题总会有办法解决的。可以跟信赖的家人或朋友常沟通，将自己高兴或不高兴的事和别人分享，传递愉悦的情绪，排遣不良的情绪。

（3）找个寄托思想的爱好：培养兴趣爱好，比如唱歌、画画、瑜伽等，也可逛街，享受美食，或给未出世的宝宝买些可爱的小物件，这些都会给生活带来新鲜感，改变沮丧的心情。

（4）保持规律的休息时间：建议每个孕妇都要保证充分的休息时间，中午可以少睡一会儿，晚上要保证 7～8 个小时的睡眠。

✎ 拓 | 展 | 知 | 识

孕产期是女性生命中发生重大变化的时期，孕产妇心理健康与身体健康同样重要。孕产妇良好的心理健康状况有助于促进婴儿的身心健康，并促进孕产妇自身的身体状况和自然分娩。孕产妇的心理问题不仅会直接影响其自身的健康状况，还会增加产科和新生儿并发症的风险，并影响母婴联结、婴幼儿健康及其心理适应能力等。

孕产期抑郁推荐使用的筛查量表有爱丁堡产后抑郁量表、9 项患者健康问卷、抑郁自评量表等，较为常用的是爱丁堡产后抑郁量表。如果爱丁堡产后抑郁量表评分在 13 分或以上，或者问题 10 得分阳性者，需要安排进一步评估；如果评分在 10～12 之间，应在孕 2～4 周内监测并重复测评爱丁堡产后抑郁量表。如果 9 项患者健康问卷评分高于 14 分，也提醒关注情绪问题，必要时转诊。

45

为什么
备孕夫妻需要戒烟酒

香烟的烟雾中有 20 多种有毒物质，除了已广为人知的尼古丁外，还有氢氰酸、氨、一氧化碳、吡啶、芳香族化合物及烟焦油等。如果妇女嗜烟，会引起月经不调，并减少受孕的概率。孕妇吸烟，可能引起流产、早产、妊娠期高血压疾病等。烟雾中的尼古丁的毒性最大，可以通过胎盘直接进入胎儿体内，使胎儿体细胞染色体畸变率增加，尤其是在胚胎发育早期这一敏感时期内；同时还可影响基因调控和代谢过程而干扰胎儿发育，使胎儿宫内生长受限的发生率升高。由于胎儿的肝脏解毒能力差，烟雾对胎儿的肝脏也有损害；胎儿的大脑受到烟中有毒物质的毒害，会发生智力发育迟缓，甚至死亡。

酒对人体的危害是多方面的，孕妇大量饮酒不仅能引起慢性酒精中毒性肝炎、肝硬化，还会造成子女智力低下、流产及胎儿或新生儿死亡率明显增加。酒的主要成分是乙醇，现已被公认为致畸物。孕妇长期少量饮酒对胎儿的损害程度不一，可能尚未引起胎儿及新生儿的明显异常，但脑电图和其他电生理检查仍可发现一些异常改变，并且随着年龄的增长，患儿可出现认知功能、智力发育等方面的明显缺陷。对男性来说，酒精里的乙醇可导致睾丸膜损害和性腺功能下降，长期酗酒的男性，会出现精子形成障碍、精子结构发生变化、睾丸功能不全和雄性激素下降等状况，而酒精中毒可能会造成精子畸形率增高、精子活力降低。故计划妊娠的夫妇双方应禁酒，避免酒精对胚胎的危害。

✎ 拓 | 展 | 知 | 识

流行病学调查显示，吸烟者所生的新生儿平均体重明显低于不吸烟者，且吸烟越多，新生儿的体重越轻。每天吸烟10支左右的孕妇，生出畸形儿的危险增加10%，吸烟超过30支，畸形儿发生率可增加90%。吸烟妇女生下的婴儿易患呼吸道疾病和皮肤病，易发生呕吐、腹泻。可见孕妇吸烟不仅影响其自身的健康，而且直接影响胎儿的发育。另外，孕妇被动吸入的烟雾对胎儿也是有害的，其危害程度与母亲主动吸烟是一样的。如果父亲吸烟，烟草有害物质及其代谢产物可以导致精子发生基因突变，或使控制精子生成的基因发生突变，导致精子畸形、活动力减弱。因而建议怀孕前6个月夫妻双方戒烟，并远离吸烟环境，避免烟草对胚胎的危害。

研究表明在受精前后每周摄入酒精达100g以上的妇女，胎儿宫内生长受限的发生风险是每周摄入50g酒精妇女的2倍。长期大量饮酒的孕妇，胎儿可发生慢性酒精中毒，即胎儿酒精综合征，导致胎儿脑结构与功能遭到广泛性破坏，严重时胎儿会死亡、流产。即使胎儿可以存活，常表现出多种异常，如前额突起、小头畸形、眼裂小、斜视等怪面容，以及生长发育迟缓、智力低下、内脏多处畸形等。

46

为什么
孕前要关注口腔保健

　　备孕阶段的女性往往会忽视口腔检查，而妊娠期间口腔疾病不仅治疗困难，还可能对母体及胎儿造成严重影响。女性在妊娠期间，由于激素水平影响，牙龈对局部刺激反应增强，造成原有的牙周疾病的炎性反应明显加重。由于孕妇在孕期进行口腔治疗的安全期很短（妊娠 4~6 个月），因而孕前就应该到正规医院进行全面的口腔保健，其中包括：治疗龋齿；治疗牙周疾病；彻底进行洁治（俗称洗牙）等。提倡育龄女性在孕前进行全面的口腔检查和对症治疗，预防孕期口腔疾病的发生，避免妊娠不良结局。

✎ 拓│展│知│识

　　妊娠期口腔疾病增加了母亲罹患非口腔系统疾病的风险，包括心血管疾病、糖尿病、呼吸道感染、神经退行性疾病等，口腔中以革兰阴性厌氧菌为主，在引起口腔炎症的同时，还可能通过释放毒素或将微生物产物融入血流中直接导致全身性疾病。此外，牙周炎可引起肿瘤坏死因子、白细胞介素的释放，会通过多重作用阻断胰岛素的产生，增加罹患糖尿病的风险，多项研究表明，牙周炎和不良妊娠结局之间存在关联，包括流产、早产、低出生体重儿、胎膜早破等，另一方面，不良的口腔环境对妊娠期妇女的生活质量也会造成负面影响。口腔孕期感染对于孕期免疫力低下的母亲危害十分严重，甚至引发孕产妇死亡，应当重视。

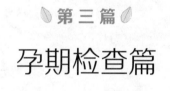

第三篇

孕期检查篇

47 孕期保健是怎么回事，为什么要做孕期保健

孕期保健是指从怀孕开始至分娩前这段时间的保健。为实现"母亲安全、宝宝健康"的目标，孕期保健非常重要。

孕期保健的主要包括以下内容。

（1）为孕妇及其家庭提供建议、安慰、教育和支持。

（2）预防有害/致畸因素对胚胎的影响，及早发现不宜继续妊娠的妇女、及早采取干预措施。

（3）定期产前检查和相关监测了解胎儿的生长发育和孕妇的健康状况，及时发现异常，及早进行诊治。

（4）积极预防和处理分娩期并发症，指导和支持自然分娩。

孕期保健服务不仅要为孕妇提供产前定期检查等医疗保健服务，还要提供卫生、营养、心理、遗传等方面的咨询和指导。除此之外，还要对胎儿进行保健服务，为胎儿生长发育进行监护，提供咨询和医学指导。

孕期保健通过健康教育、风险评估、产前检查等措施，可以及时发现妊娠并发症、合并症，早期干预从而保证妊娠过程的顺利进展，维护孕产妇的身心健康和胎儿的正常发育。由于医疗卫生事业的发展，孕产妇以及新生儿的死亡率有了显著的

下降，但孕妇在妊娠期间出现的妊娠期高血压、妊娠期糖尿病等并发症，使妊娠疾病谱发生改变，有些疾病甚至呈现上升趋势，对孕产妇、新生儿造成不良影响。按时到专业妇幼机构去做孕期保健，能及时地了解孕妇和胎儿的情况，了解孕妇有无妊娠并发症，及时发现，及时治疗，是母婴安全的重要保障。

🖊 拓 | 展 | 知 | 识

《中国妇幼健康事业发展报告（2019）》指出新中国成立70周年以来，我国提供全方位孕期保健服务，普及产前检查，丰富服务内涵。鼓励助产机构开设孕妇学校，加强孕妇及家属健康教育与健康促进，普及孕育健康知识，提升孕妇健康素养和技能。以《母子健康手册》为载体，免费为孕妇进行5次产前检查，推广生育全程医疗保健服务。全面推行妊娠风险分级管理和高危孕产妇专案管理，实现孕产妇风险管理防线前移。全国产前检查率稳步提高，由1996年的83.7%上升到2018年的96.6%，其中农村从80.6%上升到95.8%。孕产妇死亡率稳步下降，1990年全国孕产妇死亡率为88.8/10万，2020年下降至16.9/10万。城乡差距明显缩小。2018年，农村和城市孕产妇死亡率分别为19.9/10万和15.5/10万，与1990年相比分别下降了81.2%和67.2%。

48 产前检查做哪些

　　产前检查是了解母亲的健康状况，了解胎儿在宫内的发育情况，及时发现妊娠期合并症、并发症，做到早发现、早防治，防止病情进一步恶化，减少或避免危险因素，降低出生缺陷，为孕妇提供有关健康问题的咨询，消除焦虑、恐惧心理，使其得到正确的孕期健康知识，使母婴顺利地度过围生期。

　　（1）产前检查常规内容：根据我国指南，孕期产检是在特定的时间，根据产前检查的目的决定有证可循的产前检查项目，安排产前检查的时间。

　　◆ 产前检查孕周依次为：6～13^{+6}周、14～19^{+6}周、20～24周、25～28周、29～32周、33～36周、37～41周共7～11次，有妊娠风险者，酌情增加产检次数。

　　◆ 继续每天服用叶酸0.4～0.8mg至妊娠3个月。慎用药物，避免使用可能影响胎儿正常发育药物。

　　◆ 建立母子健康手册。仔细询问月经情况，确定孕周，推算预产期，进行孕早期风险初筛。

　　◆ 进行孕产妇风险预警评估，实行五色分级管理。了解孕产史（特别是不良孕产史如流产、早产、死胎、死产史），生殖道手术史，有无胎儿畸形或幼儿智力低下，孕前准备情况，孕妇及配偶的家族史和遗传病史。注意有无妊娠合并症、并发症，如高血压、心脏病、糖尿病、肝肾疾病、系统性红斑狼疮、血液病、神经精神疾病等，及时请相关学科会诊，不宜继续妊娠者应告知并建议其及时终止妊娠；高危妊娠继续妊娠者，评估是否转诊。本次妊娠有无阴道出血，有无可能致畸的因素。

◆ 全面体格检查，包括心肺听诊，测量血压，计算BMI；常规妇科检查（孕前3个月未查者）等。

（2）不能错过的产前检查包括以下内容。

◆ 早孕期B超：孕6～8周检查，以确定是否宫内妊娠，胎儿是否存活，胎儿数目及孕周等。

◆ 早期胎儿颈项透明层检查：孕11～13^{+6}周检查，该项目一般需要预约。

◆ 中期唐氏筛查：孕15～19周检查，年龄超过35岁及高危孕妇不建议此项检查，直接进行产前诊断。

◆ 胎儿畸形筛查：即大排畸，孕20～24周检查，该项目也需预约。

◆ 糖尿病筛查：即75g口服葡萄糖耐量试验（OGTT），在孕24～28周进行，需空腹抽血，并分别于喝糖水后的1小时、2小时再次抽血。

◆ 胎心监护：一般从孕32周开始监护，每周需进行1次。

◆ 孕晚期B超：孕38周、孕40周各查1次，以评估胎儿大小及分娩方式。

✎ 拓│展│知│识

产前检查已从过去重视孕晚期，忽略孕早期的检查模式向现在提倡的重视孕早期模式转换。

产前检查应该在早期妊娠开始，最好不晚于孕 12 周，以便于核实孕龄，开展唐氏综合征等非整倍体的产前筛查和诊断性试验。

产前检查在有条件的医院除提供普通常规产检外，结合孕妇病情需要还提供有亚专科产检、多学科产检的模式。如胎儿医学专科，专注双胎并发症的管理；凶险性前置胎盘多学科产检，减少产时产后出血风险；糖尿病孕妇的营养专科门诊、甲状腺疾病的内分泌专科门诊、胎儿畸形的多学科会诊等。

有效的产前检查不仅可以避免严重出生缺陷儿的出生，还能降低孕产妇的患病率和病死率。

49 不同颜色的妊娠风险评估分级有什么不同意义

2013 年上海市妇幼保健中心提出了"五色"妊娠风险评估，2017 年国家卫生计生委发布《国家卫生计生委关于加强母婴安全保障工作的通知》（国卫妇幼发〔2017〕42 号）向全国推广、执行。5 种颜色做风险严重程度评估——绿（低风险）、黄（一般风险）、橙（较高风险）、红（高风险）、紫（传染病）。橙色、红色和紫色（传染病）属于高风险，准妈妈要特别重视；评估黄色以上风险的准妈妈，建议前往二级以上医院产检和住院生产。

5 种颜色代表的妊娠风险等级。

（1）绿色：妊娠风险低。准妈妈基本情况良好，没有发现妊娠合并症、并发症。

（2）黄色：妊娠风险一般。准妈妈基本情况存在一定危险因素，或有病情较轻且稳定的孕产期合并症和并发症。

（3）橙色：妊娠风险较高。准妈妈年龄 ≥ 40 岁或 BMI ≥ 28kg/m^2，或对准妈妈和胎儿安全有一定威胁的较严重的妊娠合并症和并发症。

（4）红色：妊娠风险高。准妈妈有严重的妊娠合并症和并发症，继续妊娠可能有生命危险。

（5）紫色：准妈妈患有传染性疾病，新冠肺炎属此类。紫色标识准妈妈可同时有其他颜色的风险标识。

无论在辖区社区卫生服务中心还是在接产医疗机构建卡，准妈妈都会拿到一个专属的孕卡（《母子健康手册》或《孕产妇健康手册》），每次去产检，在孕卡封面上会有不同颜色标识，这是产检医生对准妈妈妊娠风险等级作出的评估。这个评估是动态的，在产检过程中，一旦发现准妈妈健康状况有变化，医生会进行妊娠风险动态评估，来确定目前的风险在哪个颜色区域。医生都会将产检情况详细地记录在孕卡上，并预约下次就诊的时间和应注意的问题。

✎ 拓 | 展 | 知 | 识

妊娠风险筛查与评估将人群健康风险管理理念应用于准妈妈和新手妈妈群体，把传统的高危妊娠评分与管理优化为孕产妇风险筛查与分类管理，是上海市卫生健康委员会对孕产妇健康管理做出的创新探索，引入WHO推荐的孕产期保健策略，采用疾病症状和体征早期筛查妊娠风险，通过保健与临床有机融合，实现了母婴安全保障工作关口前移。2017年，由国家卫生计生委在全国范围内进一步推广、应用，并延用至今。

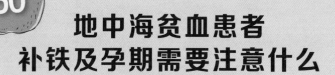

50 地中海贫血患者补铁及孕期需要注意什么

孕期最常见的贫血是缺铁性贫血，而地中海贫血（简称地贫）也表现为小细胞低色素性。所以如果血常规检查异常（小细胞低色素性贫血），或者孕期贫血进行性加重明显的，或者按缺铁性贫血给予经验性补铁治疗效果不佳，就需要考虑地贫的可能性，需要进一步相关检查（铁代谢检查和/或地贫筛查）来明确诊断。

缺铁性贫血需要补铁治疗，地贫一般需要排铁治疗。两者的治疗截然不同，临床上还会有地贫患者同时合并缺铁性贫血的情况，就要求因病施治，而且需要根据相关检查结果决定是否补铁、确保补铁的安全性，指导孕产妇的保健。

在一些特殊状态下，如感染（细菌、病毒等）、手术、妊娠，以及因贫血导致生长发育低下及特殊并发症时，原本不依赖输血治疗的地贫患者需要偶尔或频繁输血。因此孕期还要注意避免感染，并关注贫血的变化，必要时有输血可能。

✐ 拓│展│知│识

　　地贫孕妇的早产率和剖宫产率高于正常孕妇。一是由于贫血降低了总体携氧能力，导致胎儿缺氧，脑组织血流量增加，肾血流量减少，进而胎儿尿量减少，羊水量减少，增加胎儿窘迫发生率，再加上胎儿缺氧还会导致胎儿生长受限，导致早产、剖宫产发生率升高；二是由于贫血和缺氧造成孕妇活动量明显减少，再加上机体合成代谢能力降低，导致其免疫力进一步减弱，感染性疾病的发生率明显增高，进一步增加了剖宫产发生率。

51

什么是产前筛查

　　产前筛查指孕期对胎儿筛查，即通过母亲血液相关检查、超声检查等方法对胎儿可能的发育畸形进行筛查，目的是筛查出高风险的胎儿，再进行产前诊断。

　　产前筛查面向的是所有孕妇，主要针对发病率相对较高、危害大、治愈困难，且现有技术能检测出的目标疾病。常见的产前筛查疾病有 21 三体综合征（唐氏综合征）、18 三体综合征等染色体疾病和开放性神经管缺陷、致死性的结构畸形等，但尚未对所有先天疾病进行筛查。同时由于各种筛查技术本身和母体因素的影响，仅产前筛查也并不能完全将上述疾病全部筛查出来。比如唐氏筛查的检出率只有 70%～80% 左右；B 超筛查则受孕周、羊水及胎儿体位等的影响，在观察胎儿某些结构时也可能存在误差。

　　放弃产前筛查一定会造成异常胎儿的漏检，我们推荐并要求所有孕妇在孕 24 周前均应进行产前筛查。

拓 | 展 | 知 | 识

产前筛查方法一直在不断发展，基本分成两大类：间接推算法和直接获取胎儿细胞DNA等遗传物质。20世纪70年代基于21三体综合征与高龄孕妇的相关性，首度推行以年龄作为21三体综合征的筛查方式。20世纪80年代后期推出了一种新的筛查方法，不单考虑了孕妇年龄，还加入了孕妇血液中多种胎儿及胎盘生化物质的血清学筛查方法。到了1990年，研究发现21三体综合征患者皮肤过厚的这种特征，会在胎儿期第3个月表现为颈项透明层增厚，且可借超声观察得到。把孕$11 \sim 13^{+6}$周超声扫描量得的胎儿NT厚度与孕妇年龄合并，随后还加入了母血清游离β-hCG及妊娠性血浆蛋白-A（PAPP-A）生化测定，便成为有效的早期21三体综合征筛查方法，染色体异常的检出率更可达85%～90%。此外，在2001年医学界发现患有21三体综合征的胎儿中，有65%～70%于孕$11 \sim 13^{+6}$周扫描中未能观察到鼻骨。这项发现在白种人中能令孕早期超声及母血生化测定综合筛查的检出率增加至超过95%。在过去30年间，人们发现母体内有胎儿遗传物质存在，研究者期望通过这些胎儿遗传物质的分析对胎儿进行筛查。如通过分离及检验孕妇血液内的胎儿细胞，可发展一种非入侵性产前诊断方法。但是鉴于母血中胎儿细胞有限，以及检测技术的限制，母血胎儿细胞目前还未能作为非入侵性产前筛查和诊断的方法。近年来产前筛查的研究重点已从胎儿细胞转移到孕妇血浆中的游离胎儿DNA的无创产前检测

（NIPT），这虽然是游离的 DNA 碎片，但代表了胎儿遗传物质，加上先进的二代测序方法的发展，NIPT 越来越广泛地被接受用于产前筛查。

52

什么是血清学
唐氏筛查，只查唐氏儿吗

所谓唐氏筛查就是通过产前筛查技术，筛选出可能患有唐氏综合征（21 三体综合征）的胎儿。自 20 世纪 80 年代开始，陆续发现年龄以及血液中 AFP、HCG、uE3、PAPP-A、Inhibin A 等指标改变，以及胎儿颈项透明层（NT）厚度增加与唐氏综合征相关。1997 年，基于年龄、NT 及血清学指标的筛查开始在世界范围逐渐普及。其优点是无创、简单、经济；缺点是检出率、敏感性和特异性较低。

（1）早期唐氏筛查：孕 10～13^{+6} 周，通过抽取孕妇外周血（普通静脉血），检测 PAPP-A 和 β-HCG，结合孕妇年龄、体重、孕周等因素，联合计算唐氏综合征的发病风险。同时结合孕 11～13^{+6} 周超声检查进行的 NT 检测，可筛查出大约 85% 的唐氏儿。

（2）中期唐氏筛查：孕 14～20 周（以孕 15～18 周最佳），通过抽取孕妇外周血（普通静脉血），检测 AFP、β-HCG、uE3、Inhibin A 的水平，并结合孕妇的年龄、体重、孕周等因素来判断胎儿唐氏综合征的发生风险，可以筛查出大约 70%～80% 的唐氏儿。

早期唐氏筛查（血清学筛查结合 NT 检查）的优点是检出

率略高于中期唐氏筛查，可以更早地进行产前诊断，但不能评估开放性神经管缺陷，并且需要有资质的 B 超医生进行 NT 检测。所以目前我国早期唐氏筛查开展较少，通常只在有资质的医院开展 NT 检查。由于价格低廉，国内最常用的就是中期血清学唐氏筛查。

早期唐氏筛查除了筛查唐氏儿外，还可以筛查胎儿 18 三体综合征的发生风险，该时期的 B 超还可以发现部分无脑儿、全前脑、脊柱裂等畸形。中期唐氏筛查还可以判断胎儿 18 三体综合征、13 三体综合征及开放性神经管缺陷的发生风险。

✏ 拓 | 展 | 知 | 识

血清学唐氏筛查策略有很多种，可根据当地不同筛查条件和人群要求进行选择。

（1）中孕二联：AFP+HCG。

（2）中孕三联：AFP+HCG+uE3。

（3）中孕四联：AFP+HCG+uE3+Inhibin A。

（4）早孕血清：早孕 PAPP-A+ 早孕 HCG。

（5）早孕联合：早孕 PAPP-A+ 早孕 HCG+NT。

（6）部分整合：早孕 PAPP-A+ 中孕三联。

（7）血清整合：早孕 PAPP-A+ 中孕四联。

（8）整合筛查：NT+ 血清整合筛查。

53

唐氏筛查
有哪些注意事项

注意时间，早期唐氏筛查应于孕 10 ~ 13^{+6} 周检查，包括血清学筛查（孕 10 ~ 13^{+6} 周）+ 颈项透明层检查（孕 11 ~ 13^{+6} 周）；中期唐氏筛查应于孕 14 ~ 20 周检查（最佳孕周为 15 ~ 18 周）。

（1）一定要记住筛查的孕周。因为血清标志物的浓度随孕龄而改变，故风险计算一定要参照准确孕龄。无论提前或错后，均会影响结果的准确性，因此，如果错过了筛查的时间段，是不能再进行补检的。所以务必要在正确的孕周下完成相应的筛查。

（2）唐氏筛查值是根据孕妇的年龄、孕周、激素水平以及体重等参数进行计算推算出结果。因此，影响唐氏筛查结果的因素很多，如孕妇年龄、月经周期、身体质量指数（BMI）、孕周、胎龄、药物影响、遗传因素等。

（3）抽血检查时不需要空腹，需要提供详细的病史背景资料，包括出生年月、末次月经、体重、是否患有胰岛素依赖性糖尿病、是否吸烟、有无异常妊娠史等。检查前应做好相应准备工作。

（4）高龄（预产年龄 ≥ 35 岁）、怀有多胞胎及有遗传性疾病高风险的孕妇易发生漏检，是不适合做唐氏筛查的。

✎ 拓 | 展 | 知 | 识

不论在 21 三体综合征或染色体正常的妊娠中，胎儿 NT 与母体血清游离 β-hCG 或 PAPP-A 均无显著相关性，因此超声与生化检验可以合并，合并后的筛查效力高于血清学或 NT 单一筛查。

在孕 $11 \sim 13^{+6}$ 周时，21 三体综合征胎儿的母亲血清中的游离 β-hCG 水平较怀正常胎儿的母亲为高，而 PAPP-A 则较低。β-hCG 及 PAPP-A 水平在 18 及 13 三体综合征中较低。在性染色体变异的病例中，母体血清游离 β-hCG 水平正常，而 PAPP-A 则偏低。在双雄受精而成的三倍体综合征中，母体血清游离 β-hCG 大大上升，而 PAPP-A 则轻微下降。双雌受精的三倍体综合征则与母体血清游离 β-hCG 及 PAPP-A 显著上升相关。利用胎儿 NT 合并母体血清 PAPP-A 及游离 β-hCG 作筛查，可在筛查阳性率为 1% 时，检出 90% 的上述染色体异常。

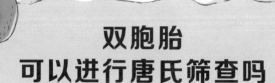

54
双胞胎
可以进行唐氏筛查吗

对于双胞胎的产前筛查，是不推荐单独进行（只做）血清学唐氏筛查的，因为双胞胎妈妈血中各项检测指标浓度明显高于单胎，而且不同类型的双胞胎（绒毛膜性不同）也存在差异，因此检测的结果常常是不准确的。

对于双胞胎的产前筛查，推荐采用早期超声筛查，如颈项透明层检查，可以分别测量每个胎儿的颈项透明层厚度来判断每个胎儿染色体异常的风险，并尽可能通过早期超声发现双胎绒毛膜性，以及严重的胎儿畸形，如无脑儿、无心畸形、单心室、胎儿严重水肿、连体等。

对于有经验的产前诊断机构，可以选择行无创产前检测进行唐氏综合征（21三体综合征）的筛查。但无创胎儿DNA如果显示高风险，无法判断到底哪个胎儿有异常，出现这种情况，就需要对两个胎儿都进行羊水穿刺来确诊。如果出现双胎一胎丢失（自然流产或死亡）的情况时，也会影响无创产前检测的准确性，因此这种情况也推荐进行羊水穿刺来进行产前诊断等。

拓│展│知│识

双胎的筛查策略：双胎分成单绒毛膜双羊膜囊双胎和双绒毛膜双羊膜囊双胎，两者的发生比例为 30% : 70%。一般来说，单绒毛膜双羊膜囊双胎为单卵双胎，两个胎儿的遗传物质相同，因此筛查风险一致；而双绒毛膜双羊膜囊双胎由于双胎的染色体不一致，因此唐氏风险不同。目前对于双胎的筛查策略包括以下两种。

（1）早孕期超声筛查：孕 $11 \sim 13^{+6}$ 周行胎儿颈项透明层检查及静脉导管等检查。尽可能发现严重的胎儿畸形，如无脑儿、单心室、胎儿严重水肿，并确定绒毛膜性。

（2）无创产前检测：双胎 21 三体综合征的筛查可选择 NIPT 的方式。双胎无创产前检测对 21 三体综合征的检出率略低于单胎，但仍可达到 93.7% 以上，但当检测结果提示为高风险时，并不能依此诊断异常胎儿，也无法明确哪个胎儿存在异常，必须通过产前诊断进行确诊，以明确受累胎儿的个数及其在宫内的位置。

唐氏筛查
结果异常该怎么办

唐氏筛查只能帮助判断胎儿患有唐氏综合征等染色体疾病的概率有多大，唐氏筛查的检出率约为 70%～80%，唐氏筛查的结果有一定假阳性率和漏诊率。随着孕周增长，血液中的相关指标会有显著改变，因此准确的孕周可以提高筛查的准确性。另外，筛查结果为风险概率，仅表示胎儿患唐氏儿的概率，当高风险时胎儿并非一定是唐氏儿，低风险也不代表胎儿就一定没问题。

（1）唐氏筛查结果高风险，说明宝宝患病的风险较高，需要进一步行产前诊断。

（2）唐氏筛查结果为临界风险的孕妇，可以选择无创胎儿 DNA 进行高阶筛查，排除假阳性。

（3）对筛查结果为低风险的孕妇，说明胎儿患病的风险较低，但并非概率为零。在以后的产检中如发现有羊水异常、胎儿生长缓慢或其他超声指标异常，仍需警惕胎儿染色体异常，必要时仍需遗传咨询及进一步产前诊断。

拓｜展｜知｜识

唐氏筛查并不只是筛查 21 三体综合征，由于唐氏综合征的发病率是所有染色体疾病中发病率最高，其社会危害性较大且无法根治，所有的产前筛查都以它作为目标筛查疾病。但所有产前筛查方法都不仅限于唐氏综合征，如早期唐氏综合征血清学筛查对子痫前期的发生也有一定的预测作用，但每种筛查方法对目标疾病的筛查能力不同，尚需大样本病例予以认定。

56 妊娠早期超声筛查+NT 项目可否放弃

颈项透明层（nuchal translucency，NT）是胎儿颈背部皮肤与软组织间的带状液体部分。这是最重要的胎儿超声软指标之一，在妊娠 11 ~ 13^{+6} 周的胎儿中均可通过超声检查测量到这一液体条带，主要用于胎儿早期唐氏综合征的风险评估。单独的 NT 检查对唐氏综合征的检出率为 64% ~ 70%，但结合早期血清学检测（PAPP-A、β-HCG）检出率增加，达到 85% 左右。然而，NT 的作用不仅仅是可以帮助 21 三体综合征筛查，NT 增宽还与特纳氏综合征及其他染色体异常、多种畸胎，以及遗传综合征、早期胎儿心衰、心脏畸形等有关。NT 同时的超声检查还有其他额外的重要作用，包括：确定孕龄、判断双胎绒毛膜性及羊膜性、了解胎儿有无极其严重的结构畸形（例如：无脑儿、胸外心、肢体缺失、严重的胎儿水肿等）以及是否有可能会发生死胎。所以，妊娠早期联合筛查中超声筛查+NT 检查都不应随意放弃。

🖊 拓│展│知│识

在正常情形下，胎儿NT厚度会随孕周及胎儿头臀长（crown-rump length）的增加而增厚。在不同长度的顶臀径下所测量的每个NT厚度值，都代表一个不同的似然比，可将之乘以孕妇年龄及孕周相关的前设风险，计算一个新的风险值。NT越厚，似然比越大，新风险值亦因此越高。相反，NT厚度越小，似然比则越小，新风险值亦因此而越低。在早孕期，不论颈后皮下的积水带有无隔壁、是否局限于颈部，均一律使用"透明层"（translucency）一词。到了中孕期，透明层通常会消退，但在少部分个案中，会变为颈水肿或水囊瘤。

57

除了唐氏筛查，
还需要其他血液筛查吗

　　除了唐氏筛查，还可以进行无创产前检测。无创产前检测通过采集孕妇外周血（普通静脉血），提取其中的游离胎儿DNA，采用新一代高通量测序技术，结合生物信息分析，得出胎儿患有染色体异常的风险。主要筛查3种常见染色体非整倍体异常：21三体综合征、18三体综合征、13三体综合征。检测孕周为12～24周。

　　与传统唐氏筛查方法相比，无创产前检测的检出率和筛查效率都有很大提高，对于21三体综合征、18三体综合征、13三体综合征的检出率分别可达到99%、97%和91%，假阳性率在1%以下。无创产前检测的无创伤性（不会造成宫内胎儿的损伤）可以避免因为侵入性诊断（如羊水穿刺，绒毛膜穿刺和脐血穿刺）带来的流产、感染、孕妇恐惧等风险。但是需要注意的是，无创产前检测仍旧只是一项筛查技术，存在假阳性和假阴性可能，未达到100%的检出率，其结果不能作为产前诊断。

　　如果无创产前检测结果为高风险，说明发生染色体异常的概率很高，但并不表示胎儿一定有异常，仍需进行有创产前诊断来获得确诊性结果。如果结果为低风险，也并不表示胎儿染色体绝对没问题，只是说明此胎的染色体异常风险很低，但仍有小概率出现漏诊的可能。后续孕期检查若发现异常，仍要考虑胎儿染色体异常。

拓 | 展 | 知 | 识

香港中文大学教授卢煜明在 1997 年发现了孕妇外周血中存在游离的胎儿 DNA，并发展出了一套新技术来分析母体血浆内的胎儿 DNA，被誉为"无创产前检测（noninvasive prenatal testing，NIPT）"的奠基人。随着新一代基因测序技术的发展，最终开创了利用二代高通量测序来筛查唐氏综合征的新途径。

需要注意，下列人群不适用无创产前检测。

（1）夫妇一方有明确染色体异常。

（2）1 年内接受过异体输血、移植手术、异体细胞治疗等。

（3）胎儿超声检查提示有结构异常须进行产前诊断。

（4）有基因遗传病家族史或提示胎儿罹患基因病高风险。

（5）孕期合并恶性肿瘤。

（6）医师认为有明显影响结果准确性的其他情形。

58 唐氏血清学检查与无创产前检测应当如何选择

唐氏血清学检查与无创产前检测（NIPT）应当如何选择，可参见下表。

唐氏血清学检查与无创产前检测对比

比较	孕早期筛查	孕中期筛查（我国常用）	无创产前检测
筛查人群选择	低风险人群 *（作为一线筛查）		全人群均可，但推荐高风险人群 **筛查
筛查孕周	孕 10 ~ 13⁺⁶ 周	孕 14 ~ 20 周；孕 15 ~ 18 周最佳	理论上可用于孕 10 周至足月；我国规定孕 12 ~ 22 周
检测内容	母血清游离 β-hCG 或 hCG、PAPP-A（结合 NT 检测）	母血清 hCG、AFP、抑制素 A 及 uE3	母外周血胎儿游离 DNA
唐氏综合征检出率 /%	82 ~ 87	75	99

比较	孕早期筛查	孕中期筛查（我国常用）	无创产前检测
优点	筛查时间早	无需结合超声NT检查。可同时进行胎儿NTD筛查	唐氏儿的检出率最高。孕周跨度大。在高风险（或唐氏高风险）妇女中假阳性率低
	一次试验；血清学筛查还可评估其他不良结局 备注：①孕早期 + 孕中期序贯筛查使用的早 / 中孕期联合筛查方法具有更高的唐氏检出率(95%)；②可筛查其他胎儿异常并提示母体并发症如子痫前期		
缺点	需要结合超声NT检查。比早 / 中期联合筛查检出率低。后续需超声筛查NTD	比早 / 中期联合筛查检出率低	结果不完全代表胎儿DNA结果。后续需超声筛查NTD。不能提示母体并发症
注意事项	不论是血清学筛查还是无创产前检测都只是一种筛查手段，并非可以达到 100% 的检出率，可能会有漏检，误检，后续需要进一步遗传咨询和有创的产前诊断		

注：NT：胎儿颈部透明带；NTD：胎儿神经管缺陷；hCG：人绒毛膜促性腺激素；PAPP-A：妊娠相关蛋白；AFP：甲胎蛋白；DNA：脱氧核糖核酸。

* 低风险人群：分娩时年龄在 35 岁以下；无胎儿非整倍体高危因素；无胎儿及新生儿异常史；无家族史；超声筛查非高危等。

** 高风险人群：孕妇年龄≥35 岁，超声检查发现胎儿发生染色体非整倍体风险增高，孕妇既往有染色体三倍体胎儿分娩史，父母一方携带罗伯逊平衡易位并有发生三倍体或 21 三体的风险，以及早、中孕期筛查出现阳性结果者等。

拓 | 展 | 知 | 识

产前筛查的方法选择既需要根据孕妇情况和需求，也需要综合考虑人口卫生经济学因素。挑选高敏感性，高特异性，高检出率，筛查效能高的方法进行人群筛查，有效降低漏检率，降低不必要的有创产前诊断，避免正常胎儿的流失是筛查主要目标。随着单细胞测序的发展，母血胎儿细胞测序也将成为可能。

B 超 "大排畸" 筛查的意义如何

国际妇产科超声协会（ISUOG）建议孕 中期常规胎儿超声检查通常在孕 18 ~ 22 周进行。我国规定：胎儿的系统超声检查（即"大排畸"）在孕 20 ~ 24 周进行，其中包括对胎儿心脏畸形的筛查。对于大排畸筛查的孕周的规定，是因为需要平衡确定孕周（越早确定孕周越准确）和及时发现胎儿主要先天畸形的需要；以及对终止妊娠（引产）有时间限制的国家，为了有足够的时间进行遗传咨询及进一步检查。

拓 | 展 | 知 | 识

目前诊断先心病的最主要方法是胎儿超声心动图（胎儿心彩超），建议对有高危因素的胎儿进行检查。检查的最佳孕周为 18 ~ 22 周，该孕周胎儿心脏发育已基本完成，胎儿大小适合超声检查，漏检率相对较低（即这个孕周的胎儿包括心脏在内的各个系统发育已经可以在超声下看得比较清楚，不易漏诊）；对患病风险极高的妊娠（如 NT>3.5mm 或怀疑染色体异常），早期胎儿畸形排查可以提前到孕 12～14 周以尽早发现胎儿异常，但可能由于孕周过小超声无法做到全面评估心脏结构和功能，往往需要在孕 24 周后进行复查。

60 常见超声异常有哪些

　　产前超声筛查虽不能诊断/发现所有的胎儿畸形（结构或者功能异常），但也不会漏诊胎儿的重要畸形。除了部分进行性发展的心脏、中枢神经病变和微小结构畸形外，其中大部分的严重结构畸形都可以筛查出来。如颅内某些重要结构、四腔心切面、腹腔内的肝胃肾等脏器的观察。各系统常见超声异常包括①神经系统：无脑儿、脑积水、小头畸形、开放性脊柱裂及脑脊膜膨出；②泌尿系统：肾积水、多囊肾、异位肾、重复肾及巨膀胱、尿道梗阻；③消化系统：脐部肠膨出、内脏翻出、肠道闭锁等；④其他畸形：短肢畸形、连体畸形、先天性心脏病及畸胎病等。

　　部分胎儿畸形产前超声检出率低：多指/趾、并指/趾、缺指/趾、肢体异常、小耳、缺耳、肛门闭锁、外生殖器畸形、闭合性脊柱裂等。

　　有些胎儿畸形或出生缺陷可能检测不出来，或者会在妊娠的不同时期逐渐显现出来（不能在早期或者大排畸的时候发现），有些则是在出生后才表现出来（如先天性甲状腺缺如和先天性巨结肠）。因此，需要说明的是，正常的超声结果也不能担保出生的孩子一定正常。

✎ 拓 | 展 | 知 | 识

超声影像检查是目前诊断胎儿结构异常的主要方法，是一种方便、无创的检查方法，其原理是利用超声波在人体内组织的反射回声进行成像，通过 B 超检查可以对胎儿循环系统、骨骼系统、神经系统、泌尿系统、消化系统、呼吸系统、颜面等情况进行显示。然而，产前超声诊断受到很多因素的影响，如孕周、胎儿体位、孕妇腹壁条件、羊水量、操作者经验等，故而在诊断复杂胎儿畸形时会出现一定的误差，从而对诊断结果产生一定的影响。

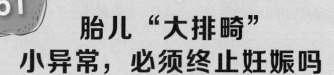

61 胎儿"大排畸" 小异常，必须终止妊娠吗

不一定。孕妇要首先清楚一点，大排畸发现的问题不一定是致死、致残的大问题，但是没发现问题也不代表胎儿一切正常。在发现异常之后，孕妇应该咨询产前诊断医生，评估胎儿情况。

虽然这个叫"大排畸"，但这个"大"是指大小，就是指大的畸形，严重影响胎儿生命安全的畸形，医学上也称为"致死性畸形"。当然，随着技术水平和超声分辨率的提高，在"大畸形筛查"时我们往往也能额外诊断一些疾病，比如严重的复杂性先天性心脏病、严重的颅脑结构畸形、早发的胎儿膈疝、严重的足内翻等，但是很多小的畸形（多指／趾、耳廓畸形），深藏在深部的畸形（低位肠梗阻、无肛、轻度腭裂，房间隔缺损等），以及功能性缺陷（先天性听力障碍、白内障等）无法被查出。

对于胎儿大排畸发现异常，或者其他产前诊断发现异常，可进行遗传咨询后再作出恰当的对策和选择，以达到最佳防治效果。超声诊断为明确致死性缺陷的，按照国家有关产前诊断文件，进行胎儿多学科专家会诊，通过伦理审查，进行相关引产手续。有些胎儿异常，如轻微或通过胎儿期或出生后救治，是可以治疗的，并且治疗技术不断发展，不是一定需要终止妊娠（引产）的。另外，胎儿在宫内发育是动态的，还有些大排畸发现的胎儿异常可自行消退，如单纯脉络丛囊肿。因此，必须经过胎儿多学科会诊，多学科专家一起评估胎儿的情况，听从医生提出的专业建议。

🖊 拓 | 展 | 知 | 识

胎儿结构异常除了超声可以"看见"以外，磁共振成像（MRI）目前也是一项产前诊断胎儿异常的好方法。特别是对胎儿神经系统、泌尿系统、消化道先天畸形有较好的辨识能力。因此，对于结构畸形的胎儿，除了羊水穿刺、脐血穿刺等遗传物质检测，还可以进行 MRI 结构畸形的评估，为围产儿出生缺陷的产前诊断提供更多依据。

62 超声筛查可检出哪些致死性出生缺陷

　　产前超声诊断是产前诊断必不可少的项目之一，按照原卫生部《产前诊断技术管理办法》规定初步筛查六大类畸形：无脑儿、严重脑膨出、严重开放性脊柱裂、严重胸腹壁缺损伴内脏外翻、单腔心、致死性软骨发育不良。这些畸形一般自然流产比较高，即使能够出生，也很难存活，而且以目前的医疗手段，没有治愈和改善这些疾病的有效治疗方法，所以称为致死性畸形。

　　目前更多地提倡孕早期的超声筛查，有经验的医生可以筛出严重的胎儿畸形，早期终止妊娠，对孕产妇及家庭更加有益。

✏ 拓│展│知│识

由于产前超声诊断的影响因素多，具有一定局限性，MRI检查技术已成为产前诊断胎儿畸形的有效补充手段。可运用MRI进行鉴别诊断的主要结构异常有：①中枢神经系统异常，如侧脑室扩张、后颅窝病变、胼胝体发育不全、神经元移行异常、缺血性或出血性脑损伤等；②颈部结构异常，如淋巴管瘤及先天性囊腺瘤样畸形；③腹部结构异常，包括脐部异常、肠管异常及泌尿生殖系统异常等。

63

超声发现
胎儿水肿怎么办

胎儿水肿分为免疫性胎儿水肿及非免疫性胎儿水肿。胎儿水肿的诊断依据是超声检查发现下列 2 种或 2 种以上表现：皮肤水肿、胸腔积液、心包积液、腹水。水肿与很多疾病有关，包括免疫性、非整倍体、结构异常、代谢性疾病、贫血和宫内感染等；需要对胎儿、胎盘、脐带和羊水进行彻底的超声检查，以发现可通过影像学检查诊断的非免疫性胎儿水肿。例如，在患有地中海贫血的孕妇中，胎儿水肿最常见的病因是重型 α- 地中海贫血所致的巴氏胎儿水肿综合征，胎儿期常发生流产或死胎，预后较差。地中海贫血所致胎儿水肿，对引产的胎儿及死胎进行基因检测，以验证产前诊断结果；经过产前诊断而生育的婴幼儿需要在出生后定期随访。超声检查一旦发现胎儿水肿需要及时进行产前诊断及遗传咨询，明确病因。而且，不论是孩子生下来、还是引产或者胎儿宫内死亡，都需要进行后续的随访。

✐ 拓 | 展 | 知 | 识

胎儿水肿即胎儿组织间隙或体腔内液体集聚过多，约30%～70%伴有胎盘增厚及羊水过多。胎儿水肿因发生部位的不同可分为皮下组织水肿和体腔积液，前者表现为躯干、颜面部、四肢等皮下水肿，后者表现为胸腔、腹腔及心包腔等积液。超声是诊断胎儿水肿安全、可靠、便捷的检查方法，产前超声检查可以明确胎儿水肿的部位、范围、程度，有时还可发现胎儿水肿的原因。

64 什么是产前诊断

产前诊断是指在遗传咨询的基础上，应用现代生物学、生物化学、免疫遗传学、细胞遗传学、分子遗传学技术、医学影像等项目对胚胎和胎儿进行先天性缺陷和遗传性疾病的诊断，以便早期发现，是预防出生缺陷患儿降生的有效手段。我国于 20 世纪 70 年代开始对年龄 ≥ 35 岁女性进行产前诊断，而对于年龄 < 35 岁女性的产前筛查则是在 1998 年前后于北京、天津市及浙江、广东等省内数家医疗机构率先试行开展的。2005—2008 年期间，全国的产前筛查和产前诊断网络开始形成，并逐步发展壮大，据 2019 年数据统计，目前，全国共有产前筛查机构 1161 家，产前诊断机构 340 家。相信经过努力，我国出生缺陷患儿的预期出生人数应当会有所下降。

✏ 拓｜展｜知｜识

哪些人需要产前诊断？

依据《产前诊断技术管理办法》（卫生部令第33号），孕妇有下列情形之一的，应当进行产前诊断。

（1）羊水过多或者过少。

（2）胎儿发育异常或者胎儿有可疑畸形。

（3）孕早期时接触过可能导致胎儿先天缺陷的物质。

（4）有遗传病家族史或者曾经分娩过先天性严重缺陷婴儿。

（5）年龄超过35周岁。

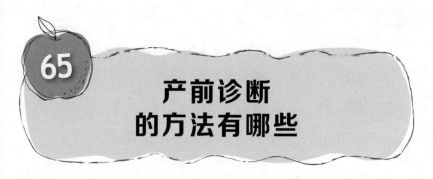

产前诊断常用的方法包括胎儿结构观察、染色体核型分析、基因检测、基因产物检测。

胎儿的外观畸形可采用超声波检查、胎儿 MRI 及胎儿镜检查发现。对于胎儿的遗传性疾病，可通过羊水中胎儿细胞培养、胎儿绒毛组织取样、胎儿脐带血穿刺取样诊断。

依据取材和检查手段的不同，一般分为两大类，即创伤性方法和非创伤性方法。创伤性方法主要包括羊膜腔穿刺、绒毛取样、脐血取样等；非创伤性方法包括超声波检查、MRI 等。

✏️ 拓 | 展 | 知 | 识

产前诊断由一系列预测胎儿出生前是否患有某些遗传性疾病或先天性畸形的技术方法完成，目前指羊膜腔穿刺。在遗传咨询的基础上，应用现代生物学、生物化学、免疫遗传学、细胞遗传学、分子遗传学技术，通过对胚胎和胎儿的直接检测或母体检测，预测胎儿在子宫内生长发育状况，诊断其是否有遗传缺陷或先天畸形，以便早期发现、早期干预，是预防出生缺陷的有效手段。

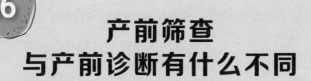

产前筛查
与产前诊断有什么不同

　　产前筛查针对的是所有的孕妇，产前筛查在助产医疗机构均可进行，筛查结果为高风险胎儿的孕妇需进一步行产前诊断，筛查结果为低风险胎儿的孕妇继续随访直至分娩。产前筛查目的是筛查出高风险的胎儿和母亲。

　　产前诊断针对的是产前筛查高风险或者是有不良的孕产史或家族史的孕妇。产前诊断需在经许可开展产前诊断技术的医疗保健机构进行，进一步诊断胎儿出生缺陷，在分娩前给出优生的建议。产前诊断的目的是确诊。

拓│展│知│识

　　产前筛查主要针对发病率相对高、危害大、现有技术能检测出的目标疾病，即常见的唐氏综合征、18三体综合征等的染色体疾病和神经管缺陷、致死性畸形、严重的结构畸形等，而并非对所有疾病的筛查。同时由于各种因素影响，产前筛查也并不能完全将上述疾病检测出来。

　　随着临床遗传学检测技术的不断发展，羊水等有创产前诊断的方法也越来越精准，基因芯片检测、全外显子测序、全基因测序等技术将为更多的遗传性疾病做宫内诊断。单基因疾病、多基因疾病也可在宫内就被诊断出来。

67

羊水穿刺
对胎儿有伤害吗

羊膜腔穿刺术即我们平常所说"羊水穿刺"，是目前应用最广泛的有创介入性产前诊断技术。孕妇平卧在检查床上，经过局部消毒、麻醉，医生在 B 超引导下通过一根细长针经皮肤刺入孕妇子宫腔内，吸取少量羊水，检测羊水中的细胞用以产前诊断。

羊水穿刺属于有创检查，可能导致流产、宫内感染、胎死宫内等并发症，但均比较罕见。其中以流产较常见，发生率约为 0.3%。随着临床技术水平不断提高，目前羊水穿刺的安全系数已经大大提高。羊水穿刺整个过程都是在 B 超引导下完成，医生会尽量避开胎儿，选择最佳的位置进行穿刺，因此对胎儿的伤害是极少发生的。总的说来，羊水穿刺是比较安全的。

羊膜腔穿刺适合于孕 18～26 周的孕产妇，如超过 28 周以上，则需要行脐血管穿刺。

拓 | 展 | 知 | 识

羊水穿刺的注意事项保留以下几点。

（1）术前：①如果有过敏史、特殊病史等情况，需在手术前告知医生；②如果手术前3~7天发生感冒、发热、皮肤感染等情况，请在手术前告知医生；③术前3天禁同房；术前1天可以洗淋浴，清洁皮肤；④羊水穿刺前要注意排空膀胱。

（2）术后：①至少休息2个小时后才可以走动；②术后24小时内不能洗澡，多注意休息，避免劳累及剧烈运动；③术后3天内如有腹痛、腹胀、发热，以及阴道流液、出血等症状，及时到医院就诊；④术后2周禁同房。

68

无创产前检测
与羊水穿刺的区别

无创产前检测的临床定位为：一种用于 21 三体、18 三体及 13 三体的，可供选择的高精度产前筛查方法。而羊水穿刺则是产前诊断方法，羊水中胎儿细胞培养可作胎儿染色体核型分析、染色体遗传病诊断和性别判定，也可用羊水中胎儿细胞 DNA 作出基因病诊断、代谢病诊断。测定羊水中甲胎蛋白，还可诊断胎儿开放性神经管畸形等。

表中内容协助看懂无创产前检测与羊水穿刺的区别，详见下表。

无创产前检测与羊水穿刺的区别

区别点	无创产前检测	羊水穿刺
检测技术	对孕妇体内胎儿游离 DNA 片段进行测序，结合生物信息分析，从中得到胎儿的遗传信息，从而检测胎儿是否患有三大染色体非整倍体疾病(21 三体、18 三体、13 三体)	通过抽取羊水或脐带血得到胎儿的游离细胞，利用这些游离细胞进行胎儿的染色体核型分析，检测胎儿 DNA 是否异常

区别点	无创产前检测	羊水穿刺
检测物	孕妇外周血	羊水,脐带血
检测孕周	孕 12 ~ 22 周	一般在孕 16 周之后至 25 周之前都可进行羊水穿刺,理想孕周为 16 ~ 22 周
适用人群	(1)错过孕 15 ~ 20 周唐氏筛查的 35 岁以下孕妇。 (2)唐氏筛查高风险,但不愿意接受有创诊断的孕妇。 (3)有介入性产前诊断禁忌证的孕妇。 (4)35 岁以上不愿意接受有创产前诊断的孕妇	(1)35 岁以上的孕妇。 (2)唐氏筛查提示高风险或无创 DNA 结果异常。 (3)筛查发现染色体核型异常的高危人群、胎儿发育异常或可疑结构畸形。 (4)夫妇一方患有先天性疾病或者遗传性疾病,或有遗传家族史。 (5)曾经生育过先天性缺陷患儿。 (6)妊娠早期接触过可能导致胎儿先天性缺陷的物质。 (7)羊水过多或者过少
检出率	对 21 三体(唐氏儿)检出率为 99%	胎儿染色体疾病诊断的金标准

什么是
胎儿宫内治疗

随着产前超声影像学、分子遗传学、介入性产前诊断技术的快速发展，越来越多的胎儿疾病在产前得以筛查和诊断出来，由于胎儿宫内手术的发展，使得一部分胎儿疾病得以在出生前得到干预和治疗。

根据治疗的手段，可以分为胎儿药物治疗、胎儿手术治疗、胎儿基因治疗等。其中胎儿手术可以分为开放性宫内手术，微创胎儿手术（包括胎儿镜手术、引流术、宫内输血术等）。目前较为广泛应用的分类依据是按照胎儿治疗作用的部位进行分类。

（1）作用于胎儿附属物（胎盘、胎膜及脐带）的治疗：例如对双胎输血综合征的胎盘吻合血管进行胎儿镜下的激光电凝；针对羊膜带综合征胎儿的松解粘连术以避免胎儿肢端发育不良；对胎盘绒毛膜血管瘤的胎儿进行脐静脉穿刺行宫内输血术等。

（2）作用于胎儿的治疗：例如针对先天性膈疝胎儿进行的胎儿镜下支气管堵塞术；针对下尿路梗阻胎儿进行膀胱 - 羊膜腔分流术；对胸腔占位胎儿进行胸腔占位性病变的切除；对

开放性神经管缺陷胎儿进行手术修补；对心律失常胎儿进行药物复律，避免胎儿出现水肿。

✎ 拓 | 展 | 知 | 识

胎儿宫内治疗必须注意的是：①胎儿治疗的对象不局限于单胎出生缺陷，还包括复杂双胎的宫内干预、成骨发育不全的干细胞移植等；②影像学新技术、遗传学检测新技术的应用使我们对宫内干预的指征及范围有了更新的认识，但新技术（如染色体微阵列分析及全外显子测序等）在产前诊断的应用也不可避免地带来了很多的困扰，如对产前异常结果解读困难；③胎儿治疗的目的不再仅局限在改善生存率上，而是越来越关注对产妇生殖健康带来的影响，注重降低发病率和改善儿童的远期预后（如神经系统发育等）；需要充分平衡胎儿治疗可能带来的母胎风险；④多学科团队应包括母胎医学专家、遗传学家、儿科外科专家、产科麻醉师以及诊断和护理/助产人员等。

开展宫内治疗需要对胎儿疾病的发生、发展及转归有充分的了解，掌握必要的技能，具备良好的咨询沟通能力。同时，胎儿医学作为一门新兴学科，它的发展需要依靠循证医学证据和临床、科研及多学科的密切配合。

70
发现先天性心脏病需要引产吗

先天性心脏病是常见的出生缺陷，部分遗传因素参与其发生。胎儿心脏畸形种类繁多，严重程度各异，预后也不尽相同。少部分先天性心脏病有自愈的机会或因畸形轻微、对循环功能无明显影响，故无需任何治疗；大部分心脏出生缺陷，包括复杂心脏出生缺陷的诊疗目前已经能够达到较好的效果，尤其是一些简单的心脏出生缺陷，其出生以后的近、远期死亡率几乎为零；因此，所有诊断胎儿先天性心脏病的孕妇都建议进行产前诊断、遗传咨询，在准确的产前诊断前提下，根据心脏畸形的严重程度及预后分级进行科学的分级处理，而不建议随意引产放弃胎儿。

拓 | 展 | 知 | 识

在我国专业的儿童心脏中心，大部分复杂心脏出生缺陷的近、远期死亡率也已控制在 10% 之内。随着医学技术的飞速发展，先心病诊治的能力提高，手术技术也有很大提高，新生儿重症监护系统发展迅速、危重先心病围生期一体化干预模式的建立，产科 - 新生儿 - 儿童心脏外科多学科合作，可以明显改善该类患儿的存活率及预后。

71

什么是
第三代试管婴儿

胚胎植入前遗传学诊断／筛查（PGD/PGS），俗称"第三代试管婴儿"，是从体外受精第 3 日或第 5 日的囊胚取出胚胎的遗传物质，进行细胞和分子遗传学检测，诊断是否有异常，筛选出正常基因和核型的胚胎移植物，得到健康后代，防止遗传病传递。可以使得产前诊断提早到胚胎期，避免了常规孕早、中期产前诊断可能导致流产或引产对母亲的伤害。主要用于单基因遗传病、染色体病、性连锁遗传病及可能生育异常患儿的高风险人群等，如已知父母双方或一方为染色体数目或结构异常者，或是单基因遗传病如血友病、白化病的患者（或携带者），也可用于防止家族中遗传性肿瘤基因的传递。

拓｜展｜知｜识

体外受精胚胎移植术（IVF-ET），俗称"第一代试管婴儿"，是指将从母体取出的卵子置于培养皿中，体外培养后加入经过处理的精子，使精卵在体外自然受精，待发育成胚胎移植回母体的技术。主要适用于女方有输卵管阻塞或排卵功能障碍，而男方精液状况基本正常的夫妇。

卵细胞质内单精子注射（ICSI），俗称"第二代试管婴儿"，指用显微注射针将精子直接注入卵细胞浆中，是一种人工干预的授精方式。如男方的精液检查发现有严重少、弱、畸精子症或生精功能障碍，卵子和精子不能在体外进行自然受精，存在受精障碍，这时候可以选择"第二代试管婴儿"来帮助完成受精。

植入前遗传学诊断（PGD）是指通过体外受精或单精子卵细胞胞浆内注射，获取 6～8 细胞期的胚胎，显微操作活检 1～2 个卵裂球，进行遗传学分析后，再选择无遗传性问题的胚胎移植回母体子宫，是一种将辅助生殖技术与遗传学诊断技术相结合的新型产前诊断技术。

72

在流产后的组织物中寻找出生缺陷原因，需要做哪些相关检查

　　自然流产指由于非人为因素导致妊娠在 28 周前终止且胎儿体重 <1 000g 的流产，其发生率占妊娠总数约 10%～15%，且 80% 以上为早期流产。早期流产有 50%～60% 存在染色体异常。虽然，并不是所有的夫妇均需全面检查及全套实验室检查，但倘若年龄 40 岁或以上者、发生 2 次及以上流产者应该行全面检查及进行细胞遗传学检查，包括父母染色体及胚胎染色体检查，以便接受病因评估及相关的遗传咨询；如果需行体外受精（IVF）助孕，则可采用植入前遗传学诊断（PGD），防止再次发生染色体异常导致的胚胎丢失。需要做的检查包括以下几项。

　　（1）进行遗传学检查，对胎儿和附属物染色体核型和染色体微阵列分析。

　　（2）对不明原因死胎，应行尸检，检查是否有可见畸形。

　　（3）胎盘娩出后应详细检查胎盘及脐带，送病理检查。

✎ 拓 | 展 | 知 | 识

据统计，每 106 ~ 107 对夫妇中就有 1 位染色体异常携带者，也有报道中国一般人群中染色体异常率为 0.5% ~ 1.0%，流产夫妇中，染色体异常携带者占 3% ~ 6%。染色体异常中的异染色区多态性与流产的相关性在目前的研究中存在不同的观点。明确流产病因，可指导下次妊娠，以下检查可供选择。

（1）流产与胚胎停育的产物，可以做染色体分析与全基因组测序，以便明确原因。

（2）妊娠终止 3 个月后，夫妇双方均需要进行血清学检查和相关的激素、器官功能及体格检查，包括染色体核型分析，可以做全基因组测序，排除障碍因素，追查原因。

（3）染色体核型异常与自然流产密切相关，也是出生异常胎儿的重要原因。对于携带有染色体多态性的患者需要足够重视，必要时需建议其进行分子水平的检测。为达到降低出生人口缺陷率优生优育的目标，应进行必要的遗传学咨询、产前筛查、产前诊断。

73 为什么孕妇要做艾滋病、梅毒、乙肝筛查

感染艾滋病、梅毒和乙肝有一些共同特点：①它们通常在感染的初期阶段都没有明显的临床表现，常规的体格检查不容易被发现，多数的感染者都是通过血清学检查发现的；②艾滋病、梅毒和乙肝的感染都可能在给母亲带来严重的危害的同时造成胎儿的极大伤害，这几个疾病都可以通过母婴传播的途径传染给胎儿；③这几类疾病只要孕期进行规范的治疗，新生儿出生后采取适当的干预措施，可以最大限度地避免感染。

✎ 拓 | 展 | 知 | 识

预防艾滋病、梅毒和乙肝母婴传播对降低孕产妇和 5 岁以下儿童死亡率、提高出生质量、保护妇女及儿童的健康均具有重要意义。为了尽可能地发现潜在的感染，给孩子提供尽早的安全保障，对所有妊娠妇女均应尽早进行艾滋病、梅毒和乙肝筛查。我国政府已经提出 2021 年要尽量做到艾滋病、梅毒和乙肝母婴零传播。

74 "艾梅乙"母婴阻断措施该如何做

艾滋病、梅毒、乙肝筛查，简称"艾梅乙"。

（1）预防艾滋病母婴传播的主要措施包括：①准备结婚的青年男女、准备怀孕的夫妇都应接受艾滋病检测与咨询，尽早了解自己有否感染，慎重决定婚育；②一方感染 HIV 要采取预防措施，如使用安全套，以免感染他人；③妇女怀孕期间可进行 1 次免费的 HIV 检测，最好在孕早期可以早期发现；④对经检测已确定为 HIV 感染的孕妇，在接受医务人员详细分析指导后，自愿选择终止妊娠的，在知情同意原则下及早终止妊娠，以减少并发症的发生；⑤对已确认为 HIV 感染且选择继续妊娠的孕妇，孕期服用抗病毒药物，产时要住院分娩，产后继续服用抗病毒药物；⑥对 HIV 感染孕产妇所生婴儿，最好在 6 小时内服用抗 HIV 药物，时间越早越好；⑦提倡人工喂养，避免母乳喂养，杜绝混合喂养；⑧ HIV 感染孕产妇所生婴儿要定期接受随访与检测。可在婴儿出生后 6 周及 3 个月采血，进行检测，以尽早明确感染状态，尽早采取措施。

（2）预防梅毒母婴传播的措施包括：①婚前及产前梅毒筛查是预防先天梅毒的两道重要防御线：孕早期（第 1 次产前

检查），在梅毒高流行区或高危人群，推荐在妊娠初 3 个月内和妊娠末 3 个月各做 1 次血清学检查；②对孕期、临产时检查发现的感染孕妇，应进行抗梅毒规范治疗；③感染孕产妇应住院分娩，尽量减少新生儿在分娩过程中感染梅毒；④对梅毒感染的孕产妇所生婴儿提供预防性治疗，并定期随访以排除或诊断先天梅毒，对先天梅毒婴儿要进行治疗；⑤梅毒感染孕妇的性伴侣要进行梅毒血清学检测及治疗。

（3）预防乙肝母婴传播的措施包括：①所有妇女怀孕期间都要进行 1 次乙肝表面抗原或乙肝五项检测，最好在孕早期检测；②乙肝表面抗原阳性孕产妇在就诊时，应提供肝炎病史及治疗情况，密切监测肝脏功能，接受科学的营养支持和指导；③选择住院分娩和适宜的助产方式，保证孕产妇和新生儿的安全；④乙肝表面抗原阳性孕产妇所生婴儿，在出生 12 小时内注射乙肝免疫球蛋白，并按照免疫规划要求，在出生 24 小时内、1 月龄和 6 月龄接种乙肝疫苗。

拓 | 展 | 知 | 识

为了最大限度地减少艾滋病、梅毒和乙肝的母婴传播，国家组织实施了预防艾滋病、梅毒和乙肝母婴阻断项目包括以下几项。

（1）检查前咨询。结合孕产期保健服务，为所有孕产妇提供艾滋病、梅毒和乙肝母婴传播的检测前咨询，告知母婴传播的危害及接受相关检测的必要性等信息。

（2）提供艾滋病、梅毒和乙肝检测并确诊。

（3）检测后咨询。包括：①为检测结果为阴性的孕产妇提供改变危险行为，避免艾滋病、梅毒和乙肝感染等指导；②为检测结果为阳性的孕产妇提供保密的咨询服务，告知预防母婴传播的干预措施信息，进行配偶／性伴侣的告知和检测指导，与感染孕产妇商讨并由其知情选择妊娠结局，提供必要的转诊服务。

（4）提供干预措施。包括：①为 HIV 感染孕产妇及所生婴儿提供免费的药物，提供适宜的安全助产服务和人工喂养指导，定期随访；②为梅毒感染孕产妇及所生婴儿提供规范的治疗，提供适宜的安全助产服务和定期随访；③对乙肝表面抗原阳性孕产妇密切监测肝功能，给予科学的营养指导及支持，所生婴儿在出生后 12 小时内尽早注射乙肝免疫球蛋白。

75
预防肺结核
母婴阻断措施该如何做

（1）备孕期：在备孕前做健康体检排除结核性疾病再怀孕，不宜等到妊娠期去发现结核后再治疗。

（2）孕期防治措施：抗结核治疗和孕期保健同时进行。播散性或纤维空洞型肺结核未经治疗者应在孕 6～8 周内行人工流产术，经治疗病情稳定后再妊娠。

（3）产褥期防治措施：对于活动性肺结核产妇，必须延长休息和继续抗结核治疗，增加营养，并积极防治产褥期感染。

（4）新生儿防治措施：母亲在妊娠期间发现患活动性结核病，并且接受了抗结核治疗，新生儿出生后，如母亲接受规则抗结核治疗尚不足 1 个月，无论母亲经检查是否具有传染性，均建议予以母婴隔离，不能直接母乳喂养，直至母亲至少抗结核治疗 1 个月以上，结核病呼吸道症状缓解，并经检测确定不具备传染性后，方可解除隔离。

若肺结核孕妇分娩时痰检结核杆菌为阴性，则新生儿应接种卡介苗，但不必治疗，尽可能不使母婴隔离，如母亲治疗用药中不包含氟喹诺酮类药物和氨基糖苷类药物，建议母乳喂养，每次喂奶前要戴好口罩；哺乳妇女应继续服抗结核药；如母亲分娩时痰检为阳性，且婴儿情况良好，则应给婴儿 3 个月的预防性药物治疗（异烟肼 5mg/kg，每日 1 次），而不接种卡介苗。3 个月后结核菌素试验如为阴性，可停用异烟肼，接种卡介苗；如为阳性，再治疗 3 个月；如结核菌素试验结果转为阴性可给婴儿接种卡介苗；若婴儿有结核中毒症状，表现低热、吃奶少、咳嗽、消瘦等症状时，应给予全程抗结核治疗，以预防结核性脑膜炎。

✏️ 拓 | 展 | 知 | 识

结核病是世界范围内的一个严重的公共卫生问题。肺结核通常侵害生育年龄妇女，据统计，妊娠合并肺结核的发生率为 5%～7%。研究表明，非活动性肺结核对妇女妊娠过程和胎儿发育并无多大影响，且妊娠对肺结核的病情也无明显影响。但是，病变范围较大的活动性肺结核，如血型播散型肺结核和浸润型肺结核，是造成流产和早产的危险因素之一。妊娠分娩会加重病情，甚至导致产妇死亡。

同时，结核病也是世界范围内儿童死亡和患病的主要原因。母婴间结核传播主要有出生前和出生后两个途径。前者系结核杆菌通过脐带由母体感染胎儿，或者母亲患有生殖系统结核，胎儿呼吸道吸入或消化道摄入受结核分枝杆菌感染的羊水所致。后者是哺乳期母亲咳嗽、咳痰、打喷嚏将结核菌播散到空气中，为婴儿吸入所致。越幼小的婴儿，免疫系统越不成熟，越有可能被传染结核病。

因此，对所有备孕期及妊娠期妇女，应观察症状变化，对有体重减轻、发热、咳嗽≥2周，乏力、咯血、胸痛、盗汗等症状者，经对症、营养治疗后无好转，均应进一步行痰涂片、培养、结核菌素试验等检查。

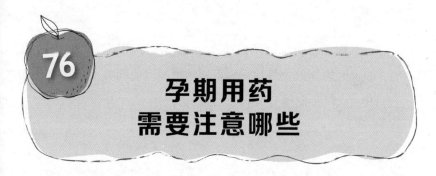

孕期用药
需要注意哪些

76

孕妇在孕期可能因为并发各种疾病而使用药物，而胎儿处于发育的过程，各器官发育未完善，药物也可能通过胎盘屏障，孕妇用药可直接或间接对胚胎造成不良影响。所以，在准备怀孕或已经怀孕时，就必须更加注意药物使用安全性的问题。

（1）避免不必要的用药，能不用药就不用，如非用不可，用药前均应咨询医师或药师（包括非处方药），切勿自行购买服用。

（2）选择单独用药，避免联合用药，尽量选择结论比较肯定的药物。

（3）严格掌握用药剂量和时间。受精后2周内，孕卵着床前后，药物对胚胎影响为"全"或"无"："全"表现为胚胎早期死亡导致流产；"无"则为胚胎继续发育，不出现异常。尽量避免在受精后3～8周使用。若病情允许，尽可能推迟到妊娠中晚期用药。严格掌握药物剂量和用药持续时间，注意及时停药。

（4）使用中药更需谨慎，中药中的化学成分更为复杂，听信偏方，擅自服用，可能会造成不可挽回的后果。

（5）若患有甲状腺疾病或高血压等慢性病需要长期服药时，需及时告知医生备孕计划及怀孕情况以便调整用药。切勿自行停药，以免使原有疾病恶化而导致对母胎双方造成更大的影响。

🖊 拓 | 展 | 知 | 识

若孕妇已经用了某种可能致畸的药物，应寻找专业医师进行用药的咨询，医师将根据使用药物的种类、用药时的胎龄、时间长度和暴露的剂量等因素，进行综合评估后给予咨询建议。

美国食品和药物管理局（Food and Drug Administration，FDA）根据动物实验和临床实践经验对妊娠期药品的安全性分为 A、B、C、D、X 共 5 类。

A 类：临床对照研究中，未发现药物对妊娠早期、中期及晚期的胎儿有损害，其危害性极小。

B 类：临床对照研究中，药物对妊娠早期、中期及晚期胎儿的危害证据不足或不能证实。

C 类：动物实验发现药物造成胎儿畸形或死亡，但无人类对照研究，使用时必须谨慎权衡药物对胎儿的影响。

D 类：药物对人类胎儿有危害，但临床非常需要，无替代药物，应充分权衡利弊后使用。

X 类：对动物和人类均具有明显的致畸作用，这类药物在妊娠期禁用。

77

放射线
对胎儿和胚胎有什么影响

X 线、CT 检查、介入治疗、放射治疗和核医学诊断与治疗等，都属于医学电离辐射的范畴。电离辐射超过一定的剂量，可以损伤细胞，或者改变 DNA 结构，对人体有害，那么怀孕是否肯定就不能做 X 线、CT 检查呢？

其实，不一定。电离辐射对胎儿的危害有多大，主要取决于做这些检查时的孕周和辐射剂量。医学研究表明，辐射剂量越高，对胎儿的不良影响越大。当辐射剂量大于 60mGy 时，可能对胎儿智力产生影响；大于 1 000mGy 时，可能引起早期胚胎死亡。当辐射剂量低于 50mGy 时，没有报道表明有胎儿生长受限、流产、畸形、智力障碍等风险。

电离辐射在不同的孕周对胎儿的影响也不同。X 线辐射危害与孕周及辐射剂量的关系见下表。

X线辐射危害与孕周及辐射剂量的关系

孕周	对胎儿的影响	估计阈值范围 /mGy
0~4周（着床前）	胚胎死亡或无影响（全或无）	50~100
5~8周（器官形成期）	先天异常（骨骼、眼睛、生殖器）、生长受限	200 200~250
8~15周	重度智力障碍（高风险） 智力缺损、小头畸形	60~310 200
16~25周	重度智力障碍（低风险）	250~280

✎ 拓｜展｜知｜识

　　医学上常用各种检查胎儿受到的辐射剂量见下表。可以看出，大多数 X 线检查、CT 检查和核医学检查时胎儿所受到的辐射剂量都远远小于 50mGy，也小于 10mGy，只有盆腔 CT、PET-CT 可以达到 10~50mGy。

常见 X 线、CT、核医学检查时胎儿受到的辐射剂量

检查类型	胎儿剂量 /mGy
极低剂量检查（＜0.1mGy）	
颈椎 X 线检查（正位和侧位）	＜0.001
四肢 X 线检查	＜0.001
钼靶摄影（两个方位）	0.001~0.01
胸片（两个方位）	0.0005~0.01

续表

检查类型	胎儿剂量 /mGy
低到中剂量检查(0.1 ~ 10mGy)	
X 线检查	
腹部 X 线检查	0.1 ~ 3.0
腰椎 X 线检查	1.0 ~ 10
静脉肾盂造影	5 ~ 10
气钡双重灌肠造影	1.0 ~ 20
CT 检查	
头或颈部 CT	1.0 ~ 10
胸部 CT 或 CT 肺动脉造影	0.01 ~ 0.66
限制性 CT 骨盆测量	< 1
核医学	
低剂量核素灌注显像	0.1 ~ 0.5
^{99m} 锝骨显像	4 ~ 5
肺数字减影血管造影	0.5
高剂量检查(10 ~ 50mGy)	
腹部 CT	1.3 ~ 35
盆腔 CT	10 ~ 50
^{18F}PET/CT 全身显像	10 ~ 50

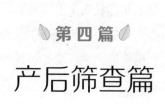

第四篇

产后筛查篇

78

为什么
新生儿查体非常重要

　　任何一个新生儿都是在全家的期盼中来到这个世界的，出生后就更牵动着全家的心。但是新生儿是否健康，并不是通过眼睛就可以辨别出来的，必须要经过详细的查体才能判断。新生儿查体指在新生儿出生后的最初几天内，医生会给新生儿进行详细的身体检查，其目的主要是：获得有关新生儿生长发育的资料，借以判断新生儿的胎龄及宫内生长状况，作为指导护理及保健的依据；发现围生期危重情况如产伤、窒息、感染等，以利于及时治疗；发现遗传性综合征及先天畸形等，以便于制订治疗计划。

　　新生儿体检包括体格和神经肌肉检查，更准确地判断胎龄。测量新生儿的身高和体重，然后对新生儿的头、五官、骨骼、肌肉、四肢，还有生殖器等进行详细的检查，以便排查疾病和发育畸形。

拓 | 展 | 知 | 识

新生儿出生查体主要包括以下项目。

（1）身体测量：身长、头围、出生体重的测量。

（2）头部：检查有无头皮水肿、血肿或头皮破损等，检查面部五官是否完整，双眼是否对称。

（3）双耳：检查双耳轮廓是否完整、对称，有无副耳，是否有耳道等。

（4）口腔：检查有无腭裂、唇裂或其他口腔异常。

（5）颈部：检查是否对称，有无斜颈。

（6）胸腹：检查锁骨是否有骨折，胸腹有无畸形，脐带根部有无出血或异常分泌物，腹部有无异常膨隆等。心肺系统检查呼吸频率、呼吸音、心音、心率、心脏杂音等。

（7）四肢：计数手指脚趾个数、手指脚趾有无异常，检查皮肤有无异常，四肢是否对称，检查肌张力和髋关节情况。

（8）生殖器官：仔细检查新生儿外生殖器，注意有无尿道下裂，男婴儿睾丸有无下降等，并做好记录。

（9）臀部：检查肛门和周围，有无胎便，有无肛门闭锁等。

（10）脊柱：检查皮肤有无异常，有无脊柱异常弯曲、脊柱裂等异常情况。

79

新生儿
疾病筛查有必要吗

新生儿疾病筛查是指医疗保健机构在新生儿群体中用快速、简便、敏感的检验方法，对一些危及儿童生命、危害儿童生长发育、导致儿童智能障碍的一些先天性疾病、遗传性疾病进行群体筛查，包括了新生儿遗传代谢病筛查、新生儿听力筛查和新生儿视力筛查等，是防治儿童智力低下，提高出生人口素质的基本手段。

（1）对象：所有出生72小时（哺乳至少6~8次）的活产新生儿。

（2）内容：筛查疾病的种类依种族、国家、地区而不同，还与各国的社会、科学技术的发展、经济水平及疾病危害程度有关。

1974年欧洲召开的一次会议上曾推荐20种疾病作为筛查内容，其中包括苯丙酮尿症（PKU）、枫糖尿症、组氨酸血症、半乳糖血症等。2006年美国医学遗传学会新生儿筛查专家组对现有84种新生儿先天性疾病的严重程度进行评估，根据筛查技术、诊断、鉴别诊断和治疗等条件，分为第一类29种首要筛查疾病，第二类25种次要筛查疾病及现阶段不易筛查疾病。

目前纳入我国原卫生部颁布的《新生儿疾病筛查技术规范》的新生儿筛查项目包括：新生儿听力筛查、苯丙酮尿症及先天性甲状腺功能减退症等遗传代谢性疾病的筛查，许多地区及医院还选择性进行葡萄糖 -6- 磷酸脱氢酶缺乏症（G6PD）、先天性肾上腺皮质增生症（CAH）、先天性心脏病的新生儿筛查。

拓 | 展 | 知 | 识

国际公认的作为筛查疾病的条件包括以下几项。

（1）有一定的发病率，筛查的疾病在人群中是相对常见或流行的疾病。

（2）早期缺乏特殊症状，但有实验室指标能显示阳性。

（3）疾病危害严重，可导致残疾或致死，已构成公共危害。

（4）可以治疗，特别是通过早期治疗能逆转或减慢疾病发展，改善预后。

（5）有可靠的并适合大规模进行的筛查方法。

（6）筛查费用低廉，社会经济效益比例合理。

80

为什么
要尽早诊治苯丙酮尿症

　　苯丙酮尿症（PKU）是最常见的先天性氨基酸代谢异常疾病中的一种常染色体隐性遗传病，其致病基因定位于第12号染色体长臂上，它使人体内不能合成苯丙氨酸羟化酶，导致苯丙氨酸转化受阻。苯丙酮尿症的患儿出生后，一旦进食苯丙氨酸含量高的食物（如母乳或牛奶），即可引起苯丙氨酸累积增多而发病。苯丙氨酸累积会对新生儿造成非常严重的伤害——患儿血液中高浓度苯丙氨酸会对中枢神经系统造成不可逆损伤，不但影响智力发育、肤色不正常，而且会引起患儿出现小头畸形、智力低下、自闭症、语言和运动障碍、癫痫等临床症状。PKU一旦确诊应立即治疗，而且越早治疗效果越好，据此PKU已被列为新生儿必须筛查的疾病之一，通过对新生儿进行筛查，可及早确诊病情。患者接受治疗的年龄越小，智力的发育越接近正常人水平，选择合适的治疗方法，能使大部分患者达到正常人的智力水平。

✐ 拓│展│知│识

先天性甲状腺功能减退症是一种内分泌疾病，可以严重影响孩子的智力和体格发育。对该疾病进行新生儿筛查可以做到早诊断早治疗，确保其智力及体格的正常发育，降低发育落后、智力低下的发生。

葡萄糖 -6- 磷酸脱氢酶缺乏症（G6PD）是由于红细胞膜的 G6PD 缺陷，最终导致红细胞破坏并溶血的一种遗传病。部分重型患者可发生重度新生儿黄疸，或在特定条件下（食物或药物等）诱发溶血，都会危及患者生命。本病重点在于患者没有溶血发作前预防不需要特殊治疗；对于 G6PD 缺乏症患者及家属需及时给予健康教育，避免其进食干鲜蚕豆及其制品，避免接触樟脑丸等日用品，还需禁止使用或慎用的氧化类药物。

先天性肾上腺皮质增生症（CAH）是一种常染色体隐性遗传代谢病，由于一些酶的先天性缺陷导致肾上腺皮质功能减退，部分患儿伴有电解质紊乱及性腺发育异常、严重患儿在新生儿期即可因肾上腺皮质功能危象而危及生命。新生儿筛查确诊后应立即治疗，降低死亡率，有的甚至需终身治疗来改善患儿生长发育、提高生活质量。

81

新生儿听力筛查
没有通过怎么办

　　新生儿听力筛查是通过耳声发射测试和 / 或自动听性脑干诱发电位测试，在新生儿出生后自然睡眠或安静的状态下进行的客观、快速和无创的检查。其目的就是早期发现有听力障碍的儿童，并能给予及时干预，减少听力障碍对语言发育和神经精神发育的影响。

　　新生儿听力筛查的对象主要包括所有出生的正常新生儿；具有听力障碍高危因素的新生儿。

　　如下我国正常出生的新生儿听力筛查实行两阶段筛查。①初筛：出生后 48 小时至出院前完成（一般出生后 3～5 天的住院期间进行）；②复筛：针对初筛未通过者及漏筛者，于 42 天内进行双耳复筛。复筛仍未通过者应在出生后 3 月龄内转诊至省级卫生行政部门指定的听力障碍诊治机构进行诊断，确保在 6 月龄内确诊是否存在先天性或永久性听力损失，以便实施干预。

　　新生儿重症监护病房（NICU）婴儿出院前进行听性脑干反应（ABR）筛查，未通过者直接转诊至听力障碍诊治机构（注意：有高危因素的新生儿，即使通过筛查仍应定期随访）。

✐ 拓|展|知|识

听力障碍高危因素包括以下几项。

（1）新生儿在重症监护室中住院超过 24 小时。

（2）儿童期永久性听力障碍家族史。

（3）巨细胞病毒、风疹病毒、疱疹病毒、梅毒或弓形体等引起的宫内感染。

（4）颅面形态畸形，包括耳廓和耳道畸形等。

（5）出生体重 < 1 500g。

（6）高胆红素血症达到换血要求。

（7）母亲孕期曾使用过耳毒性药物。

（8）细菌性脑膜炎。

（9）Apgar 评分，1 分钟 0 ~ 4 分或 5 分钟 0 ~ 6 分。

（10）机械通气时间 5 天以上。

（11）临床上存在或怀疑有与听力障碍有关的综合征或遗传病。

82

先天性耳聋患儿通过耳聋基因检测可以获益吗

（1）明确新生儿携带的耳聋基因是哪一种。及早发现迟发性耳聋，进行日常的预防。婴幼儿时期是孩子语言发展的关键时期，部分耳聋患儿的语言能力是正常的。尽早发现孩子的耳聋基因，可以及时干预耳聋基因携带者的语言能力，帮助孩子拥有同龄正常儿童的语言能力，避免因聋致哑状况的发生。

（2）提高耳聋治疗的效果。如基因诊断结果提示先天性耳聋是由于 *GJB2* 基因突变导致的，则该患儿的听神经、听觉传导通路以及听觉语言中枢有可能是正常的，进行人工耳蜗植入可获得良好的效果。

因此，新生儿耳聋基因筛查不仅可以发现先天性耳聋，还可以第一时间发现迟发性语前听力损失，发现更多的母系遗传的药物性耳聋易感个体（具有特殊药物致聋的基因位点），提高早期诊断水平，早发现、早干预（植入人工耳蜗、应用助听器、避免致聋药物应用、加强颅内压增高患儿的监护及语言训练，指导患儿生活、随访其听力，延缓其听力下降速度），使患儿能最大程度上提高生活质量，更好适应社会。

✎ 拓 | 展 | 知 | 识

遗传性耳聋基因筛查主要是通过基因芯片技术高通量检测遗传性耳聋的基因突变热点，检查范围包括遗传性耳聋有关的突变位点（主要为 4 种最常见的致聋基因：*GJB2*、线粒体 12SrRNA、*SLC26A4* 和 *GJB3* 基因），能尽早发现听力障碍，做到早诊断、早干预。

83

先天性心脏病
筛查包括哪些内容

　　先天性心脏病（简称先心病），占新生儿出生缺陷近 1/3，是导致围产期和 5 岁以下儿童非意外死亡的主要原因之一。目前，先天性心脏病筛查主要包括产前的胎儿超声检查（即"大排畸"筛查）以及新生儿出生后先心病筛查。随着产前诊断技术的快速发展，大部分的先天性心脏病已经可以在产前大畸形筛查中被发现，但仍有部分种类的先心病在产前不易诊断，因此需要出生后进一步进行新生儿先心病筛查，有助于提高危重型先心病筛查的准确性，尽可能早期发现。新生儿先心病筛查主要包括经皮动脉血氧饱和度（SpO_2）测定、附加心脏听诊，了解有无心脏杂音，但微小的缺陷仍难以发现。

🖉 拓│展│知│识

众多研究显示，全球先心病的发生率上升了近 15 倍，由 20 世纪 40 年代的 0.6‰ 上升到了 20 世纪末的 9.1‰。我国活产儿先心病发病率在 8‰ 左右，不仅占我国出生缺陷发生原因的第 1 位（约 26.7%），也是发生率增长最快的出生缺陷（2011 年我国先心病发生率为 2000 年的 3.56 倍），可能与检测技术提高有关。我国每年有 15 万左右的先心病患儿出生，其中有 20%～30% 的先心病患儿由于没有得到及时诊治，在出生后 1 年内因严重并发症（缺氧、心衰、感染等）死亡，许多患儿初次就诊时已因严重并发症而丧失最佳手术时机，甚至失去手术机会，严重影响患儿生存质量，对家庭和社会造成了巨大的经济负担，应当引起广泛的关注，早发现、早诊断、早治疗对先心病的患儿有着关乎生命的作用。

84 新生儿出现哪些状况 需高度警惕先天性心脏病

孩子出生后，在日常生活中应该多留心观察，一旦发现有异常表现，就必须考虑先天性心脏病的可能，应到儿童专科医院做进一步检查。有以下表现时警惕患有先心病。

（1）经常感冒，反复出现支气管炎、肺炎。

（2）吃奶时常出现吃奶时间长，吃吃停停，呼吸急促，呛咳等。

（3）哭吵甚至安静时出现口唇及指／趾甲床青紫。

（4）孩子在行走或玩耍时常常喜欢主动蹲下片刻"休息"。

（5）孩子易疲乏，体力较差，平素多汗、口周发青。

✏ 拓 | 展 | 知 | 识

人类胚胎的血管系统发育较早，原始心脏在胚胎第 3 周就已建立最早的血液循环，随着胚胎发育，心脏也进一步发育，至胚胎的第 8 周，心脏已基本发育形成，其整个过程相当复杂。在胎儿的心脏发育过程中，遗传和环境等致畸作用可造成心脏的发育不良及畸形，最易受损的时间为第 3 周至第 8 周。为适应宫内生长发育，胎儿有不同于成人的血液循环，出生后需要发生转变。如果胎儿存在先天性心脏病，这种血液循环就可能无法转变，将导致新生儿并发症——心衰、缺氧、窒息甚至死亡。

85

先天性心脏病
能治疗吗

先天性心脏病是指在胚胎发育时期由于心脏及大血管的形成障碍或发育异常而引起的解剖结构异常，或出生后应自动关闭的通道未能闭合（在胎儿属正常）的情形。就目前的医疗水平而言，专业的儿童心脏诊治中心对于这些心脏解剖结构的异常是可以进行纠治的，而且大多都可以达到治愈。先天性心脏病的治疗方法包括手术治疗、介入治疗和药物治疗等多种方法（药物治疗只能缓解症状不能根治先心病），选择何种治疗方法以及什么时候最适宜手术需要根据病情，由心脏专科医生针对患儿的具体情况提出建议。根据不同类型及不同的严重程度处理不一，如少部分有自愈机会或因畸形轻微、对循环功能无明显影响，则无需任何治疗；大部分心脏出生缺陷（结构异常及畸形），包括复杂心脏出生缺陷的手术治疗效果已非常令人满意。

🖊 拓 | 展 | 知 | 识

在我国专业的儿童心脏诊治中心，大部分复杂心脏出生缺陷的近、远期死亡率也已控制在 10% 之内。但如果先天性心脏病是由染色体异常、基因异常引起或为遗传综合征的一部分，常伴发严重预后不良的其他系统疾病，故这类患儿即使治疗先心病本身取得良好效果（解剖结构恢复、心功能改善），但由于其他系统疾病，其预后也可能较差（并发症多、神经及智力问题、生活质量差甚至夭折）。

86

如何评估和管理
先天性心脏病患儿
术后神经智力发育行为

先天性心脏病患儿需评估影响其神经智力发育的风险因素（包括先天性心脏病类型及严重程度、相关并发症、胎儿时期缺氧时长、出生后手术治疗效果等）；评估其各项发育指标（如生长发育、运动发育、有氧运动能力和耐力、心理社交行为能力、生活质量等），风险系数越高越需注意术后随访，有助于及早发现并给予纠正。

术后须保证充分的营养供给、精心护理，使患儿的生长发育逐渐接近到正常儿童的发育水平，使其神经智力发育尽可能趋于正常化以满足远期生存发展需要。对患儿术后生活的干预需要多学科，如神经系统、骨骼肌肉系统等综合治疗，包括运动治疗、康复干预、心理干预、特殊教育辅导班，细致的行为管理辅导，语音／语言治疗和学习行为发育的治疗等，教育者也应该鼓励家庭与学校分享多学科评估结果，以确保有关建议在学校环境中能够更好地实现；患儿术后的随访管理应该是长期的（至少至患儿小学阶段，随访了解其后期是否会出现明显的智力失调以及自闭症、抑郁症等影响患儿学习、生活的疾病）、系统地、多学科地干预，以最终改善患儿神经智力行为发育及其生活质量，减轻患儿家庭及社会的负担。

🖉 拓 | 展 | 知 | 识

近几十年来，由于先天性心脏病诊治水平的迅速发展、政府在防控该出生缺陷中的大力投入，患儿取得了及时的医疗救治，死亡率大幅下降，在大多数心脏病诊治中心，患儿围术期生存率已超过 90%。近年来也有研究发现，许多患儿存在生长发育和智力水平的异常，精神和运动发育迟缓，智力失调、自闭症和智力发育缺陷倾向，认知、语言和社会适应能力等获得困难或者获得后进行性下降，肢体运动障碍等，给患儿家庭带来了沉重的经济压力和心理负担，故需密切关注这部分患儿术后的神经及智力发育状况。

87 地中海贫血孕妇生的孩子需要注意些什么

由地中海贫血（简称地贫）孕妇生育的孩子，如果是经过孕期产前诊断后出生的，应该在出生后定期随访，一旦出现贫血，就需要及时进行地贫的相关检查（血液学检查和基因诊断），验证产前诊断结果，并了解孩子贫血原因，有助于制定后续的随访和治疗方案。没有经过产前诊断出生的孩子，需要重视孩子地贫的诊断。建议进行基因检测（避免罕见地贫基因突变的漏诊），并进行遗传咨询，明确有无致病基因携带，明确具体的地贫类型，确定随访内容并制定诊疗方案；同时需要合理治疗，以此来延长患儿的寿命以及改善生存质量，最后还要防止进一步遗传给下一代的可能。

拓|展|知|识

患有地贫的孕妇所孕育的胎儿地贫基因检出率明显高于正常孕妇，如果父母都携带相同类型的地贫基因，每次怀孕胎儿都有 50% 的概率成为地贫基因携带者，25% 的概率患重型地贫，出现低氧血症等临床表现。随着疾病的发展，还可能出现腹水、心脏增大、胸膜腔积液等，进而导致胎儿死亡或早产，出生后不久死亡。重型 β 地贫新生儿多与正常婴儿无明显差异，但在出生后 3~6 个月常会出现进行性加重的贫血症状，如面色苍白、智力迟钝、肝脾肿大等，未成年就死亡，或大部分必须依靠终身输血才能生存。

88 生育出生缺陷的孩子怎么办

　　存在出生缺陷的婴儿（如一种或多种器官的畸形），并发"智能发育"迟缓或障碍的比例相对较高，除了通过遗传学检测排除或"预测"后面可能出现的功能问题外，尽早评估儿童的早期发展水平显得至关重要。对于已经发生了运动、认知、语言和行为障碍的儿童，开展运动康复、认知康复、语言康复、作业治疗、职业治疗可以不同程度地减轻这类患儿的障碍程度，从而使这类儿童获得更高的生活质量并具备相应的学习和工作能力，减轻家庭和社会的负担。

✎ 拓│展│知│识

　　虽然还不满 3 岁的婴幼儿很难看出家长所描述的传统意义上的"笨或聪明"，但通常会用一个称之为"发育商"的概念从运动、语言、认知和社交等方面来衡量孩子的智能发育水平。发育商主要是针对 0～5 岁儿童神经系统发育还属于不稳定的时期，之后通常会使用"智商"来衡量。在孩子成长的过程中，儿童保健门诊中有多种标准化的测试方法来评价孩子当前的"发育商"水平，甚至可以预测今后的智力发展水平。对于存在出生缺陷的孩子，应定期到儿童保健门诊接受这方面的评估，尽早发现是否存在发育迟缓。

89

唇腭裂患儿
可以母乳喂养吗

母乳能满足6月龄内婴儿的全部营养需求并同时对婴儿提供无可替代的保护作用。

唇腭裂为常见的颌面部先天性畸形，可分为综合征型伴有其他身体部位的畸形和非综合征型两大类型，也可有单／双侧，单纯型唇裂、腭裂和唇腭裂等分类。由于乳房组织相对于奶瓶更加有弹性，从而可以更好地关闭相邻腔隙之间的交通（如口腔和鼻腔），以及考虑到母乳喂养能够提高儿童免疫力、减少感染和提高儿童智力等方面的诸多优点，非综合征型唇腭裂患儿一般仍推荐母乳喂养。而同时伴有其他颌面部畸形、严重全身疾病和神经系统并发症的综合征型唇腭裂患儿，应该避免直接母乳喂养，采用奶瓶和杯子替代喂养。要注意的是唇腭裂患儿母乳喂养不当，容易引起上呼吸道感染、中耳炎，导致吸入性肺炎、气道梗阻，甚至窒息等严重后果。以单侧唇腭裂为例，由于鼻腔和口腔相通，吸吮时不容易含接住母亲的乳头，不利于气体密闭环境的形成，致使患儿吸吮困难，吞咽乳汁时易从鼻腔溢出，造成喂养困难。

✎ 拓|展|知|识

唇腭裂患儿的母乳喂养必须经历一个非常"艰巨"的磨合期：首先，唇腭裂患儿喂奶比一般婴儿耗时更长，母亲在喂奶时姿势要尽量减少肌肉紧张和疲劳，比如背部一定要有支撑，可以略往后倾；其次，唇腭裂患儿吸吮时，只有含接紧密，才能使两侧面颊完成吞咽动作，实现"有效"吸吮。母亲喂奶"送"乳头到婴儿口腔时，含接乳头的位置略"深"一点，尽量减少"空吸气"的情况；最后，在喂养过程中，密切观察患儿的面色有无青紫、哭声是否比平时微弱、有无呛奶或严重溢奶，如发生上述情况应该及时拔出乳头，竖抱片刻，防止母乳性窒息，严重者应及时去医院就诊。

90

儿童早期发展主要包括哪些方面

儿童早期发展是指从胎儿期到学龄前期儿童早期的生理、心理和社会能力等发育潜能的全面发展，是儿童健康的重要组成部分，更是人一生健康和能力的基础。党的十九大"健康中国"战略中指出："提高妇幼健康水平，实施健康儿童计划，加强儿童早期发展。"儿童健康是全民健康的基础，是社会可持续发展的宝贵资源，是我国从人口大国迈向人力资源强国的重要基础，直接关系到今后若干年民族的素质和国家的长远发展。对儿童健康的早期投入，对于提高国民素质，开发人力资源，促进经济社会发展，具有重要意义。

国际上已将0~6岁儿童的早期生长和发育，定义为"儿童早期发展"。儿童早期发展指的是儿童体格、认知、情感、社会适应及语言等方面的综合发展。其内容包括以下几点。

（1）为孕产妇和儿童提供充足的营养。

（2）为孕妇和哺乳母亲提供社会心理支持。

（3）为儿童提供早期启蒙。

（4）为儿童提供安全、关爱和保护性的环境。

（5）预防接种。

（6）定期对儿童进行生长监测和发育筛查。

（7）及早发现可疑发育异常并采取干预措施。

（8）为遭受暴力、虐待或者其他社会和家庭问题风险的儿童提供支持性服务，为最贫困儿童提供社会救助，这些儿童最容易面临发育迟缓的风险帮助他们获得适当的社会救助，可以促进其发育潜能的实现，打破贫困的代际传递。

拓 | 展 | 知 | 识

1986 年，英国南安普敦大学环境流行病学专家 Barker 教授提出慢性疾病由胎儿起源的学说，认为多种慢性疾病的发生源于胎儿期。"生命早期 1 000 天"是指从受精卵初始到宝宝 2 岁，这一时期细胞处于旺盛的分裂、增殖、分化状态，组织器官开始形成。这 1 000 天被 WHO 定义为一个人生长发育的机遇窗口期。生命早期营养环境和生长发育状况与成年期健康密切相关，对成年期发生的预防已晚且治疗效果较差的慢性病进行生命早期健康干预，可以促进儿童早期健康，从而起到预防成年期疾病的效果。

91

为什么独立进食训练对智力落后儿童很重要

由于智力落后儿童很难像同龄的正常孩子那样，在日常的家居生活中获得生活技能和经验，如吃饭、穿衣、行走、梳洗等，给个人、家庭和社会都带来沉重的负担。对智力落后儿童开展家务、社交方面的训练（如会洗脸、吃饭、穿鞋等）比学习书本"知识"更有现实意义。在训练过程中，孩子的感官都得到了积极"参与"，有研究显示儿童独立进食越早，今后的动作协调能力越好。独立进食不仅锻炼精细运动和视觉-运动能力，也可促进"智障"儿童其他生活自理。并且，"会吃的孩子饿不着"——也从一定程度上保证了智障儿童的营养和生长发育。

🖉 拓 | 展 | 知 | 识

独立进食第一步——吃"手抓"食物。

为婴儿准备一些便于用手抓捏的"手抓食物"，鼓励婴儿尝试自喂，如香蕉块、煮熟的土豆块和胡萝卜块、馒头、面包片、切片的水果和蔬菜以及撕碎的鸡肉等。对于症状表现相对轻微的儿童，一般在 10 月龄时即可以尝试香蕉、土豆等比较软的手抓食物，12 月龄时可以尝试黄瓜条、苹果片等较硬的块状食物。

独立进食第二步——用勺子吃饭。

训练"智障"儿童独立吃饭绝非易事，开始训练时往往饭菜撒满一地，家长很容易"中途放弃"。因此家长首先要具有足够的耐心，给孩子一个循序渐进的过程，开始时可以给孩子示范用勺子吃的方法，可以分解动作，让孩子逐步模仿：首先示范两手指夹捏勺子的方法，然后伸出手臂，将勺子对准盘子（碗）里，再转动手腕从外向里舀起食物，把勺子提高，收回手臂，将勺子慢慢提高至胸前，目光注视勺子，把勺子送入口中，将食物倒入口中后拿出勺子。

独立进食第三步——用筷子吃饭。

使用筷子需要较高手指协调性与灵活性，会使用筷子不仅可以提高"智障"儿童的手眼协调能力及身体的全面发展，筷子作为中国传统饮食文化中必不可少的"媒介"，也有利于患儿融入社会，增加以后的社会交往能力。在使用筷子前家长可以做一些准备运动，比如引导孩子用 3 根手指抓取积木，用筷子夹绒线球等。在训练时家长可以先做手持筷子的示范动作，准备尽量美味的食物引起孩子的兴趣，吃饭时多鼓励孩子用筷子。

92 如何筛查评估与促进儿童心理行为健康发展

儿童期是智力、语言、运动及个性发展的关键期。近年来，儿童心理行为问题日渐突出，已经严重危害儿童的身心健康。据统计，儿童心理行为问题的检出率为14%～29%，儿童孤独症、多动症、语言障碍、行为发育迟缓等疾病的发病率也呈逐年上升趋势。研究表明，越早发现、诊断、干预，越有利于儿童的康复和预后，但许多家长因工作忙碌或缺乏应有认识而没能及时发现儿童心理行为及发育方面存在的问题，导致错过最佳治疗和干预时机，影响孩子的健康成长。

儿童心理健康促进措施包括：①建立心理卫生咨询服务，及时为儿童提供必要的行为指导和心理咨询；②开展生活技能教育，发展儿童在决策、解决问题、人际交往、处理情绪、缓解压力等方面的适应性行为，增进心理健康；③提高家庭、学校、托幼机构、社会对儿童心理卫生的认识，为儿童提供健康的社会环境。

✎ 拓 | 展 | 知 | 识

　　儿童心理行为评估常采取问卷的方式，通过他评或自评对儿童心理活动、心理症状或行为表现的发生频率或严重程度进行评定，从而筛查出有问题的儿童。常用心理行为筛查量表有阿肯巴克儿童行为量表（CBCL）、韦克斯勒儿童智力量表（WISC）、Conners 简明症状问卷、儿童孤独症评定量表等。儿童常见的心理行为问题包括精神发育迟滞、儿童孤独症、注意缺陷多动障碍、抽动障碍、焦虑障碍、口吃等。

93 产后避孕怎么做

产后及时、高效地避孕可以保障女性生殖健康，并避免产后近期妊娠甚至人工流产带来的风险。我国产后1年内非意愿妊娠的发生率高于欧美发达国家。产后初期，由于女性生殖内分泌激素变化较大，加上子宫复旧、伤口愈合和哺乳等因素，如发生非意愿妊娠，无论是人工流产还是分娩，发生并发症的风险都将明显增加，且对母胎健康的影响更大，包括对母亲的心理健康造成负面影响。因此，在产后尤其是产后1年内，及时高效的避孕将有效保障女性的生殖健康。

在产后不同时期，妇女的生理状况有较明显的变化，且有哺乳的需求，因此对避孕方法的选择也存在差异。产后不哺乳的妈妈，通常在分娩后的3~4周开始恢复排卵；全母乳或近全母乳喂养者，平均在分娩4~6个月后恢复排卵。恢复排卵就有怀孕可能，所以建议第一次性生活就开始避孕。

母乳喂养妈妈，推荐高效、长效避孕方法如宫内节育器，其次是单纯孕激素类，如宫内缓释系统、长效避孕针、皮下埋植，母乳喂养妈妈不建议口服复方短效避孕药避孕。

产后不哺乳的妈妈推荐方法同母乳喂养的妈妈，不同的是产后不哺乳的妈妈可以服用口服复方短效避孕药。

无论是否哺乳，安全套都是比较适宜的避孕方法，但是如果不能坚持正确使用，会影响避孕效果，所以不建议作为首选。同时，不推荐避孕失败率高的安全期和体外排精；如果没有生育要求的女性可以输卵管结扎，男性可以输精管结扎。

✎ 拓｜展｜知｜识

哺乳闭经避孕法（lactational amenorrhea method, LAM），需要满足以下 3 个条件，才能达到一定效率的避孕：①产后 6 个月内；②纯母乳喂养或绝大部分纯母乳喂养，按需哺乳，做到适应孩子需求的顺应喂养，未添加辅食；③产妇月经尚未恢复，处于闭经状态。产后采用 LAM 方法避孕的妇女，若未满足前述条件，则 LAM 的避孕有效率降低，故为避免意外妊娠发生，不推荐此方法作为产后妇女的常规避孕措施，建议采用其他有效的避孕措施。

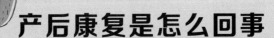

94 产后康复是怎么回事

产后康复不仅仅是大家所认为的产后身材的恢复，其实，产后康复指的是生理功能恢复到孕前的最好状态。产后康复的内容：

（1）子宫：一般情况下，产后 6 周子宫会缩回至孕前大小。子宫恢复得好不好，需要特别关注恶露的情况。恶露一般在产后 3 ~ 4 周即可排干净，但也因人而异，有些产妇短至 2 周，也有些产妇可达 6 周。正常恶露有血腥味，但无臭味。若有恶露增多、血性恶露持续时间较长或恶露有臭味、子宫压痛等情况，应警惕子宫恢复不良或合并感染，需及时就医。

（2）乳腺：WHO 提倡母乳喂养，母婴同室，早接触、早吸吮，按需哺乳，做到适应孩子需求的顺应喂养，母乳喂养过程中如发生急性乳腺炎或其他乳房异常情况，应尽早就医治疗。

（3）排尿与排便：产后应尽早自行排尿，有些产后妈妈生完孩子后可能会出现尿潴留，膨胀的膀胱会影响子宫收缩，引起产后出血，医生们根据情况可能会进行导尿。同时可以通过热敷下腹部、针灸或电刺激等方法促进排尿，加速泌尿系统的恢复。产后由于活动少、肠蠕动减慢，易发生便秘，应多吃些水果蔬菜等富含纤维素的食物，如不缓解，可以口服适量缓泻剂，如乳果糖等。

（4）盆底功能康复：孕期孕激素的作用下，盆底会变得松弛。整个怀孕过程，胎儿逐渐增大，盆底肌所承受的压力越来越大。而分娩后，部分韧带松裂，盆底肌肉弹性变差。这些因素都会导致盆底肌不同程度的损伤。因此，不论是顺产还是剖宫产，产后都需要进行盆底功能评估。产后是防止盆底功能障碍性疾病的重要阶段和理想时机。

◆ 产后 42 天盆底检查：产后超过 42 天，子宫恢复良好、无感染的产妇可以及时去盆底康复门诊进行盆底肌肉的检测，明确损伤程度。

◆ 产后康复时间轴：产后康复黄金期（产后 42 天至产后 6 个月）、产后康复理想期（产后 6 个月至产后 1 年半内）、产后康复有效期（产后 1 年半至产后 3 年）。

◆ 产后康复方法：医生会根据盆底肌损伤的情况给予相应评估和指导。

包括：①凯格尔训练法：自主进行盆底肌收缩、放松训练，也可使用阴道哑铃辅助训练。做收紧肛门及阴道的动作，每次收紧 5 ~ 10s，间隔 5 ~ 10s 重复，连续做 15 ~ 30min，每日 2 ~ 3 次。注意：这项锻炼在一生中都可以当成一种习惯经常做；②神经肌肉电刺激：通过电流刺激盆底肌，重建神经肌肉兴奋性，增强盆底肌的肌力，恢复盆底肌感觉及功能；③生物反馈训练：用仪器检测盆底肌电信号，将其转换为可见的图形和听到的声音，从而指导进行盆底肌肉收缩和放松训练，重建神经肌肉功能。

✎ **拓｜展｜知｜识**

哪些人更应及早进行盆底康复训练?

（1）产后出现尿失禁或尿失禁在产后持续存在。

（2）产后出现盆腔器官脱垂（可由医生评估脱垂程度）。

（3）产后性生活质量下降。

（4）产后尿潴留。

（5）产后排便异常。

如果有以下情况，暂时不宜进行盆底训练：①阴道出血（如晚期产后出血、月经期）；②泌尿生殖系统急性炎症；③合并恶性盆腔脏器肿瘤者；④痴呆或不稳定癫痫发作等。

同时，应该注意减少腹部用力，如预防便秘，治疗慢性咳嗽，尽量避免提重物，长时间下蹲等。

95

如何识别
和预防产后抑郁

产后抑郁有两种情况，一种仅仅是情绪低落，非常常见，发生于产后几天之内，乃至当天，一般仅持续几天。另一种称为抑郁症，产后数周至 6 个月内发生，常持续几周甚至 1 年以上，症状也比较严重，有紧张、疑虑、容易发脾气；或内疚、情绪低落、容易哭泣，甚至有自杀想法；常伴有食欲下降、睡眠少、反应迟钝、疲乏。

产后情绪低落与产后抑郁

类型	特征	发生率 /%
产后情绪低落	产后第 1 周轻度抑郁伴情绪不稳定、易哭泣，可自行好转	25 ～ 80
产后抑郁	产后第 1 个月 / 年，症状表现：①焦虑和抑郁心境；②疲劳乏力；③睡眠障碍、食欲异常；④记忆力下降，难以集中注意力；⑤感到内疚、羞愧、愤怒、没有能力或没有希望；⑥自杀的想法或行动；⑦性欲下降；⑧强迫想法或行为；⑨怕出门；⑩对自己、小孩及伴侣过分关心	10 ～ 15

预防产后抑郁是应当重视的问题，每个家庭成员有义务协助产妇哺喂孩子，保持良好的心态。

（1）产前准备很重要，从心理上到人员、物质上做好准备，迎接新生命的到来。

（2）去孕妇学校学习妊娠、分娩知识，缓解紧张、恐惧情绪。

（3）与家人多沟通交流，家属一旦发现产妇有不良情绪，要多关爱和支持。

（4）遇到困难不要抱怨，而是设法去解决。

（5）可以使用量表进行自我评估，必要时寻求专业人员的帮助。

✎ 拓│展│知│识

产后可以用"爱丁堡产后抑郁量表"进行自我评估。请仔细阅读以下题目，选出最能反映你过去7天心理感受的答案。

爱丁堡产后抑郁量表

题目	分值			
	从不	偶尔	经常	总是
1. 我开心，也能看到事物有趣的一面	0	1	2	3
2. 我对未来保持乐观的态度	0	1	2	3
3. 当事情出错时我毫无必要地责备自己	0	1	2	3
4. 我无缘无故地焦虑或担心	0	1	2	3
5. 我无缘无故地感到恐惧或惊慌	0	1	2	3
6. 事情发展到我无法应付的地步	0	1	2	3
7. 我因心情不好而影响睡眠	0	1	2	3
8. 我感到悲伤或悲惨	0	1	2	3
9. 我因心情不好而哭泣	0	1	2	3
10. 我有伤害自己的想法	0	1	2	3

　　计算一下 10 道题目的总得分，得分范围 0～30 分。9 分以下：正常；9～13 分：高危人群，建议去专科医院寻求咨询；若 ≥ 13 分，建议及时进行综合干预。

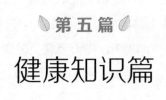

第五篇

健康知识篇

96

为什么健康最重要

健康是指一个人在身体、精神心理和社会生活等方面，都具有良好的适应能力，或处于良好的状态。传统观念中，认为只要没有身体上的疾病，就可以称为"健康"，其实，这种理解是非常片面的。WHO 提出了现代健康的含义，不仅仅是身体上没有疾病，在心理和社会方面，也处于完好状态才能称为健康。

人生第一位是健康。健康是人的基本权利，也是人生的第一"财富"。努力学习，努力工作，自然值得赞许和鼓励，但是，如果以健康为代价，身体就可能会给你的奋斗泼冷水，使你要么在通向成功的道路上停滞，要么成功了却无法享受带来的喜悦。有位名人讲：我们浪费自己的健康去赢得个人的财富，然后又浪费自己的财富去重建自身的健康。然而，医学发展还远远不能做到治好所有疾病，因此，这个"重建"过程，往往难以成功，健康的丢失是难以逆转的。每个人的健康是自己的，也是家庭的，不重视健康是对家庭的不负责任。

✐ 拓｜展｜知｜识

健康不仅仅是针对每一个个体或者是个体所处的家庭，针对一个国家社会的整体来讲，同样非常重要。出生缺陷和身体的残疾已经成为健康的最大障碍之一，这些在怀孕期带来的隐患，由于筛查、监测、防控的不到位，影响孩子的健康，也给家庭和社会带来极大的危害。慢性病的发生也可溯源到孕育时的宫内环境。

肿瘤、亚健康状态、疾病年轻化、过劳死等是我国近年面临的严重社会问题，心脑血管疾病、肿瘤等各类疾病的发病率，也呈逐年上升的趋势。

为了解决出生缺陷的治疗和上述健康的问题，消耗了大量的医疗资源，给社会经济的良好运行发展造成极大的负担。根据统计资料显示，我国残疾人的康复治疗需要消耗 82 亿元人民币甚至更多，每年用于心脑血管疾病的治疗费用，也高达 3 000 亿元人民币。

因此，健康最重要！健康不仅可以节约资源，也带来了家庭的幸福和社会的稳定。

97

谁是健康掌控责任人

　　健康需要全社会的共同努力，而每个人都是自己健康的第一责任人，对家庭和社会都负有健康责任。

　　随着社会经济的进步和生活条件的改善，我国居民的疾病谱也逐渐发生了变化，由急性传染性疾病为主，转向了心脑血管疾病、肿瘤、糖尿病等慢性非传染性疾病为主。WHO 总结了影响健康的因素：健康 =60% 生活方式 +15% 遗传因素 +17% 环境因素 +8% 医疗因素。其中，占比重最大的因素是生活方式，也是最能够自主选择和控制的一项因素。由此可以看出，我们自己才是健康的第一责任人。

　　健康是身体、心理、社会 3 个方面完美的状态，我们应掌控自己的健康，第一是学习健康知识，自觉维护和促进自身健康，科学的饮食起居，也就是养成健康的生活方式，比如改变吸烟饮酒习惯，健康饮食，定期体检，对疾病早发现、早治疗；第二是保持情绪的稳定，学会处理焦虑等不良情绪；拥有良好的健康素养，理解生老病死的自然规律，了解医疗技术的局限性，尊重医学和医务人员，共同应对健康问题；第三是能与家庭成员、朋友，甚至陌生人和谐共处，在需要的时候帮助他们。

🖉 拓 | 展 | 知 | 识

健康还有一个重要的话题，就是打牢基础，我们应当在孕育胎儿时，预防出生缺陷是保障健康的第一步，每位母亲，每个家庭都有责任做好，这也是中华民族强大的重要基石，是每个公民义不容辞的责任之一。

98 "健康中国2030" 如何行动

2016年8月26日习近平总书记主持召开中共中央政治局会议，审议通过了《健康中国2030》战略规划，提出了健康优先，把健康摆在优先发展的战略地位，促进健康领域的发展，不断提高人民健康水平。目前面临着工业化、城镇化、人口老龄化以及疾病谱、生态环境、生活方式不断变化等带来的新挑战，需要统筹解决关系人民健康的重大和长远问题。

规划的出台，体现了国家对人民健康的重视和对现存健康问题的担忧。作为今后15年中推进健康中国建设的行动纲领，对于管理层面、公共卫生、医疗、个人都有着不同的要求和目标。每一年度均有不同的目标和要求。中共中央政治局委员、国务院副总理孙春兰为健康中国行动推进委员会主任。

2019年7月18日在健康中国行动（2019—2030年）的启动仪式上提出了明确的目标：要从以治病为中心转变到以人民健康为中心；政府、社会、家庭、个人都要担负起健康的责任。行动主题"健康中国·我行动"，倡导每个人都行动起来，我的健康我做主；以实实在在的举措，扎扎实实地推进各项任务落地见效。

　　健康中国具体的行动，包括 3 类 15 项专项行动，任务还是很重的，我们都需要努力。

　　第一类，全方位干预影响健康的因素，包括健康知识普及、合理膳食、全民健身、控烟行动、保持心理健康、促进健康环境。

　　第二类，维护全生命周期健康，包括促进妇幼健康、促进中小学健康、保护职业健康、促进老年健康。

　　第三类，防治重大疾病，包括防治心脑血管疾病、防治癌症行动、防治慢性呼吸系统疾病、防治糖尿病、防治传染病及地方病。

　　专项行动都是长期任务，需要我们团结奋斗扎实推进，切实行动起来，为实现中华民族伟大复兴的中国梦，打下坚实的健康基础。

拓 | 展 | 知 | 识

　　作为重点健康服务人群，妇幼健康水平的提升已经提到议事日程，在众多的任务中，综合防治出生缺陷，加强构建覆盖城乡居民，包括孕前、孕期、新生儿、儿童各阶段的出生缺陷防治体系已经作为规划中的任务，每个公民都有责任从自身做起，每个服务机构也应当加强宣传，做好服务，将政策落到实处。

99

全生命周期
健康如何起步

全生命周期指人的生命从生殖细胞的结合开始一直到生命的最后终止，经历受精卵、胚胎、婴儿、儿童、青少年、成人、老人等几个阶段。通俗地讲，就是一个人从出生到死亡、从受精卵开始到生命结束的完整过程。

全生命周期健康是从受精卵开始到生命结束过程的健康。我们进行全生命周期健康管理，就是对整个生命周期的各个阶段进行健康监测、分析评估，提供健康咨询和指导，亚健康预防，以及对健康危险因素或疾病进行干预的全过程。这一过程，健康体检是基础，健康评估是手段，健康干预是关键，健康促进是目的。

全生命周期健康管理分为 4 个阶段，生命孕育期健康，儿童少年期健康，成年期健康，老年期健康以及临终关怀。

4 个阶段中生命孕育期的健康管理是全生命周期健康管理的第一关，是最重要的第一阶段，其实质是降低孕产妇和围产儿并发症的发生率及死亡率，预防和减少出生缺陷，提高出生人口素质。

生命孕育期的健康管理主要分为孕前和孕产期保健，孕前保健是通过普遍性和个体化相结合的健康教育和指导，指导夫妇计划妊娠、合理营养、改变不良生活习惯、避免接触有毒有害物质、保持心理健康，及时评估改善其健康状况，减少或消除导致出生缺陷等不良妊娠结局的风险因素，预防出生缺陷发生，提高出生人口素质，是孕产期保健的前移；孕产期保健分为孕早期、孕中期和孕晚期3个阶段，通过建立《孕产妇保健手册》进行规范化的产前检查和孕期保健，及早防治妊娠期合并症和并发症，及时发现胎儿异常，评估孕妇及胎儿安危，确定分娩时机及分娩方式，保障母胎安全。

✎ 拓│展│知│识

"千里之行，始于足下"，起步全生命周期健康关键是生命孕育期的健康管理，坚持保健临床相结合、群体和个体相结合、中医和西医相结合，真正做到理念更新与实践创新的结合，把过去的以疾病为中心转为以健康为中心，预防工作前移，提供广覆盖全人群、全周期、全方位连续服务，提高群众健康知识和风险意识，加强健康管理系统职责，实现国家《健康中国2030》战略规划，没有健康就没有全民的小康。

预防出生缺陷已经成为影响健康和社会经济的重要话题之一，我国是出生缺陷高发国之一，国家已经将每年的9月12日定为全国预防出生缺陷日。

100 什么是居民健康素养

健康素养是指个人获取和理解基本健康信息和服务，并运用这些信息和服务作出正确决策，以维护和促进自身健康的能力。公众的健康素养与经济社会发展水平有密切关系。低健康素养，预示着人们健康状况不佳，可能患病或死亡的风险加大，住院率增加，这会直接导致社会劳动力减少，社会劳动生产率降低，社会负担加重；而且健康素养水平与幸福感、获得感等重要社会性指标呈正相关，没有健康，幸福感和获得感就无从谈起。因此，健康素养可作为衡量社会经济发展水平和社会文明程度的重要指标。高健康素养不仅能提高人们的生活质量，促进社会经济增长，还能提升公众的幸福感、获得感，促使人们积极参与并协助解决与健康相关的社会问题，推动人、社会和自然环境三者和谐发展。健康素养的发展是是持续终身的一个连续不断的过程，各发展阶段都有各自的特点，需要掌握不同的健康知识和技能。

🖊 拓 | 展 | 知 | 识

居民健康素养66条包括3个方面：①基本知识和理念（25条）；②健康生活方式与行为（29条）；③基本技能（12条）。

（1）基本知识和理念（25条）

◆ 健康不仅仅是没有疾病或虚弱，而是身体、心理和社会适应的完好状态。

◆ 每个人都有维护自身和他人健康的责任，健康的生活方式能够维护和促进自身健康。

◆ 环境与健康息息相关，保护环境，促进健康。

◆ 无偿献血，助人利己。

◆ 每个人都应当关爱、帮助、不歧视病残人员。

◆ 定期进行健康体检。

◆ 成年人的正常血压为收缩压≥ 90mmHg 且 < 140mmHg，舒张压≥ 60mmHg 且 < 90mmHg；腋下体温 36 ~ 37℃；平静呼吸 16 ~ 20 次 /min；心率 60 ~ 100 次 /min。

◆ 接种疫苗是预防一些传染病最有效、最经济的措施，儿童出生后应当按照免疫程序接种疫苗。

◆ 在流感流行季节前接种流感疫苗可减少患流感的机会或减轻患流感后的症状。

◆ 艾滋病、乙肝和丙肝通过血液、性接触和母婴三种途径传播，日常生活和工作接触不会传播。

◆ 肺结核主要通过患者咳嗽、打喷嚏、大声说话等产生的飞沫传播；出现咳嗽、咳痰 2 周以上，或痰中带血，应当及时检查是否得了肺结核。

◆ 坚持规范治疗，大部分肺结核患者能够治愈，并能有效预防耐药结核的产生。

◆ 在血吸虫病流行区，应当尽量避免接触疫水；接触疫水后，应当及时进行检查或接受预防性治疗。

◆ 家养犬、猫应当接种兽用狂犬病疫苗；人被犬、猫抓伤、咬伤后，应当立即冲洗伤口，并尽快注射抗狂犬病免疫球蛋白（或血清）和人用狂犬病疫苗。

◆ 蚊子、苍蝇、老鼠、蟑螂等会传播疾病。

◆ 发现病死禽畜要报告，不加工、不食用病死禽畜，不食用野生动物。

◆ 关注血压变化，控制高血压危险因素，高血压患者要学会自我健康管理。

◆ 关注血糖变化，控制糖尿病危险因素，糖尿病患者应当加强自我健康管理。

◆ 积极参加癌症筛查，及早发现癌症和癌前病变。

◆ 每个人都可能出现抑郁和焦虑情绪，正确认识抑郁症和焦虑症。

◆ 关爱老年人，预防老年人跌倒，识别老年期痴呆。

◆ 选择安全、高效的避孕措施，减少人工流产，关爱妇女生殖健康。

◆ 保健食品不是药品，正确选用保健食品。

◆ 劳动者要了解工作岗位和工作环境中存在的危害因素，遵守操作规程，注意个人防护，避免职业伤害。

◆ 从事有毒有害工种的劳动者享有职业保护的权利。

（2）健康生活方式与行为（29 条）

◆ 健康生活方式主要包括合理膳食、适量运动、戒烟限酒、心理平衡 4 个方面。

◆ 保持正常体重，避免超重与肥胖。

◆ 膳食应当以谷类为主，多吃蔬菜、水果和薯类，注意荤素、粗细搭配。

◆ 提倡每天食用奶类、豆类及其制品。

◆ 膳食要清淡，要少油、少盐、少糖，食用合格碘盐。

◆ 讲究饮水卫生，每天适量饮水。

◆ 生、熟食品要分开存放和加工，生吃蔬菜水果要洗净，不吃变质、超过保质期的食品。

◆ 成年人每日应当进行 6 000 至 10 000 步当量的身体活动，动则有益，贵在坚持。

◆ 吸烟和二手烟暴露会导致癌症、心血管疾病、呼吸系统疾病等多种疾病。

◆ "低焦油卷烟""中草药卷烟"不能降低吸烟带来的危害。

◆ 任何年龄戒烟均可获益，戒烟越早越好，戒烟门诊可提供专业戒烟服务。

◆ 少饮酒，不酗酒。

◆ 遵医嘱使用镇静催眠药和镇痛药等成瘾性药物，预防药物依赖。

◆ 拒绝毒品。

◆ 劳逸结合，每天保证 7 ~ 8 小时睡眠。

◆ 重视和维护心理健康，遇到心理问题时应当主动寻求帮助。

◆ 勤洗手、常洗澡、早晚刷牙、饭后漱口，不共用毛巾和洗漱用品。

◆ 根据天气变化和空气质量，适时开窗通风，保持室内空气流通。

◆ 不在公共场所吸烟、吐痰，咳嗽、打喷嚏时遮掩口鼻。

◆ 农村使用卫生厕所，管理好人畜粪便。

◆ 科学就医，及时就诊，遵医嘱治疗，理性对待诊疗结果。

◆ 合理用药，能口服不肌注，能肌注不输液，在医生指导下使用抗生素。

◆ 戴头盔、系安全带，不超速、不酒驾、不疲劳驾驶，减少道路交通伤害。

◆ 加强看护和教育，避免儿童接近危险水域，预防溺水。

◆ 冬季取暖注意通风，谨防煤气中毒。

◆ 主动接受婚前和孕前保健，孕期应当至少接受 5 次产前检查并住院分娩。

◆ 孩子出生后应当尽早开始母乳喂养，满 6 个月时合理添加辅食。

◆ 通过亲子交流、玩耍促进儿童早期发展，发现心理行为发育问题要尽早干预。

◆ 青少年处于身心发展的关键时期，要培养健康的行为生活方式，预防近视、超重与肥胖，避免网络成瘾和过早性行为。

（3）基本技能（12条）

◆ 关注健康信息，能够获取、理解、甄别、应用健康信息。

◆ 能看懂食品、药品、保健品的标签和说明书。

◆ 会识别常见的危险标识，如高压、易燃、易爆、剧毒、放射性、生物安全等，远离危险物。

◆ 会测量脉搏和腋下体温。

◆ 会正确使用安全套，减少感染艾滋病、性病的危险，防止意外怀孕。

◆ 妥善存放和正确使用农药等有毒物品，谨防儿童接触。

◆ 寻求紧急医疗救助时拨打120，寻求健康咨询服务时拨打12320。

◆ 发生创伤出血量较多时，应当立即止血、包扎；对怀疑骨折的伤员不要轻易搬动。

◆ 遇到呼吸、心脏骤停的伤病员，会进行心肺复苏。

◆ 抢救触电者时，要首先切断电源，不要直接接触触电者。

◆ 发生火灾时，用湿毛巾捂住口鼻、低姿逃生；拨打火警电话119。

◆ 发生地震时，选择正确避震方式，震后立即开展自救互救。

参考文献

1. 雨菡.健康是人生最重要的资本.江苏卫生保健,2017,19(1):1.

2. 王振亚.健康中国在行动——全民健康预防第一.健康中国观察,2020,2(1):10-13.

3. 杨金侠.健康管理:从概念到实践.中国卫生,2018,34(7):59-60.

4. 张伟.构建全生命周期的新时代中国特色健康服务模式.中国循证医学杂志,2019,19(12):1379-1387.

5. 漆洪波,杨慧霞.孕前和孕期保健指南(2018).中华妇产科杂志,2018,53(1):7-13.

6. 卫生部.中国出生缺陷防治报告（2012年）.2012.

7. 国务院."健康中国2030"规划纲要.2016.

8. 国家卫生健康委员会.全国出生缺陷综合防治方案.2018.

9. 健康中国行动推进委员会.健康中国行动（2019-2030年）.2019.

10. 罗勤.浅解单基因遗传病.健康生活,2016,346(6):13-14.

11. 王玮.从遗传的角度谈罕见病的诊治进展.临床荟萃,2019,34(3):201-206.

12. 国际罕见病日.生命与灾害,2016,198(3):49.

13. 上海市卫生健康委员会.关于印发《上海市遗传咨询技术服务管理办法（2018版）》的通知.2018.

14. 刘方.耳聋,与遗传有很大关系.家庭医药.快乐养生,2020,13(4):84.

15. 张华.爱耳日—全球对听力言语的关爱.国际耳鼻咽喉头颈外科杂志,2018,42(3):189-190.

16. 郑睿敏.孕产妇心理健康管理专家共识（2019年）.中国妇幼健康研究,2019,30(7):781-786.

17. 张明园,何燕玲.精神科评定量表手册.长沙:湖南科学技术出版社,2016.

18. 汪向东,王希林,马弘.中国心理卫生评定量表手册.北京:中国心理卫生杂志社,1999.

19. 仪凌燕.小儿脑性瘫痪病因研究进展.按摩与康复医学,2020,36（11）:17-19.

20. 冯欢欢,庞伟.脑性瘫痪肌张力障碍的症状基因.中国儿童保健杂志，2017，25(5):481-485.

21. 韩秉艳，王皓，邓佳敏．小儿脑性瘫痪的危险因素与 MRI 检查结果分析．中国临床医学影像杂志,2016,27(2):87-89.

22. 杨继青，王昆华，张尊月，等．以产前遗传咨询为例探讨中国遗传咨询的现状与困境．中国产前诊断杂志,2019，12(1):52-56.

23. 中国遗传学会遗传咨询分会专家团队将与上妇幼优势互补达成目标．中国产前诊断杂志.2016，8（3）：65.

24. 嵇小迎．优生与遗传．北京：北京大学医学出版社,2005.

25. 卫生部关于印发《婚前保健工作规范（修订）》的通知．卫基妇发〔2002〕147 号．

26. 关于加强母婴安全保障工作的通知．国卫妇幼发〔2017〕42 号．

27. 关于印发孕产妇妊娠风险评估与管理工作规范的通知．国卫办妇幼发〔2017〕35 号．

28. 程利南，狄文，丁岩，等．女性避孕方法临床应用的中国专家共识．上海医学,2018,41(11):641-655.

29. 孙路明，段涛．胎儿宫内治疗的现状及进展．实用妇产科杂志,2013,29(5):321-324.

30. 李昭润，钱序．孕前 BMI 对妊娠期疾病及妊娠结局影响的研究进展．上海预防医学．2020. DOI：10.19428/j.cnki.sjpm.2020.19927.

31. 李力，易萍，陈建昆．地中海贫血与妊娠．实用妇产科杂志，2016,32（9）：647-649.

32. 余小燕，朱津，杨嘉慧，等．地中海贫血产前筛查模式对重型地中海贫血患儿诊断的影响．中国现代药物应用，2020，14（12）：88-90.

33. 沈铿，马丁．妇产科学．3 版．北京：人民卫生出版社,2015.

34. 国家卫生计生委办公厅关于全面开展预防艾滋病、梅毒和乙肝母婴传播工作的通知．国卫办妇幼发〔2015〕23 号．

35. 国家卫生计生委妇幼健康服务司，全国妇幼卫生监测办公室．再生育知识问答．北京：中国人口出版社,2017.

36. 宋斌，卢水华.预防结核病母婴传播的对策.新发传染病电子杂志，2017,2(3):138-142.

37. 陈荣华，赵正言，刘湘云.儿童保健学.5版.南京：江苏科学技术出版社，2018.

38. 韩德民.新生儿及婴幼儿听力筛查.北京：人民卫生出版社,2003.

39. 黄永全，朱茂灵，蒋武，等.重型地中海贫血患儿出生影响因素及干预措施研究.当代医学,2020，26(23):6-9.

40. 林梅，区玉星，陈世新.地中海贫血基因诊断对孕前优生的影响研究.中国妇幼保健，2020，35(12)：2284-2286.

41. 朱宗涵.儿童早期发展学科进展的启示.中国儿童保健杂志,2008，16(1):1-2.

42. 贺林.常见出生缺陷产前诊断的行业规范与指南.北京：人民卫生出版社,2014.

43. 李胜利，朱军.简明胎儿畸形产前超声诊断学.北京：人民军医出版社,2015.

44. 邓学东.产前超声诊断与鉴别诊断.北京：人民军医出版社,2015.

45. 华克勤，丰有吉.实用妇产科学.3版.北京：人民军医出版社,2016.

46. 邓鼎森，于全勇.遗传与优生.3版.北京：人民卫生出版社,2015.

47. 左伋.医学遗传学.6版.北京：人民卫生出版社,2015.

48. 顾学范.临床遗传代谢病.北京：人民卫生出版社,2015.

49. 再生育咨询指南.国家卫生计生委妇幼健康服务司全国妇幼卫生监测办公室.北京：中国人口出版社,2017.

50. 谢幸，孔北华，段涛.妇产科学.8版.北京：人民卫生出版社,2018.

51. 贺林.今日遗传咨询.北京：人民卫生出版社,2019.

52. 马良坤.孕产大百科.北京：中国轻工业出版社,2019.

53. 严仁英，王临虹，赵更力.妇女保健学.北京：北京大学医学出版社,2008.

54. 张志勇，唐正义.遗传与优生基础.重庆：西南师范大学出版社，2018.

55. 邬玲仟，张学.医学遗传学.北京：北京大学医学出版社,2016.

08检